nova acta paracelsica

Nova Acta Paracelsica

Beiträge zur Paracelsus-Forschung

Neue Folge 24 & 25 *Einsiedeln 2010/2011*

Herausgegeben von der Schweizerischen Paracelsus-Gesellschaft

Peter Lang
Bern · Berlin · Bruxelles · Frankfurt am Main · New York · Oxford · Wien

Die Schweizerische Paracelsus-Gesellschaft (SPG) mit Sitz in Einsiedeln

kann sich nicht rühmen, der älteste Zusammenschluss der an Paracelsus Interessierten zu sein; sie ist aber der bisher dauerhafteste. Die erste, 1929 – als Folge des von Karl Sudhoff mit seiner monumentalen Ausgabe der medizinischen, naturwissenschaftlichen und philosophischen Schriften geweckten Interesses – in Deutschland gegründete Paracelsus-Gesellschaft wurde bereits 1933 wieder aufgelöst; die von ihr veröffentlichten „Acta Paracelsica" stellten nach fünf Heften ihr Erscheinen ein, und einer zweiten Paracelsus-Gesellschaft, die sich 1941 anlässlich des 400. Todestages von Paracelsus mit Sitz in München konstituierte, war ebenfalls eine nur kurze Lebensdauer beschieden.

Damals wurde in Einsiedeln, am Geburtsort des Paracelsus und auf neutralem Boden, die Resolution zur Gründung einer Schweizerischen Paracelsus-Gesellschaft gefasst, die 1942 in die Tat umgesetzt wurde. Dort und an anderen, zumeist einheimischen, Stätten seines Wirkens treffen sich seither immer wieder wissenschaftlich und kulturell Interessierte, um das Andenken des großen Landsmannes zu pflegen sowie in Vorträgen und Diskussionen die Kenntnis seines noch lange nicht voll ausgeschöpften Lebenswerkes und seiner faszinierenden Persönlichkeit sowie seines kulturellen, sozialen und religiösen Umfeldes zu vertiefen und zu verbreiten. Offizielles Publikumsorgan der Gesellschaft, in dem die Ergebnisse solcher Tagungen, aber auch einschlägige Originalarbeiten veröffentlicht werden, sind die seit 1944 in loser Folge, ab 1987 als Neue Folge, seit 1992 jährlich und mittlerweile alle zwei Jahre erscheinenden NOVA ACTA PARACELSICA.

Redaktion der *Nova Acta Paracelsica*:

Neue Folge 24/25:	Helene und Karl Büchler-Mattmann, Johanna Steger
Leitung:	Pia Holenstein Weidmann
Lektorat (zusätzlich):	Ernst-Louis Bingisser, Andrée Svoboda
Layout:	Claudio Affolter

ISSN 0254-8712
ISBN 978-3-0343-1025-3

Inhalt

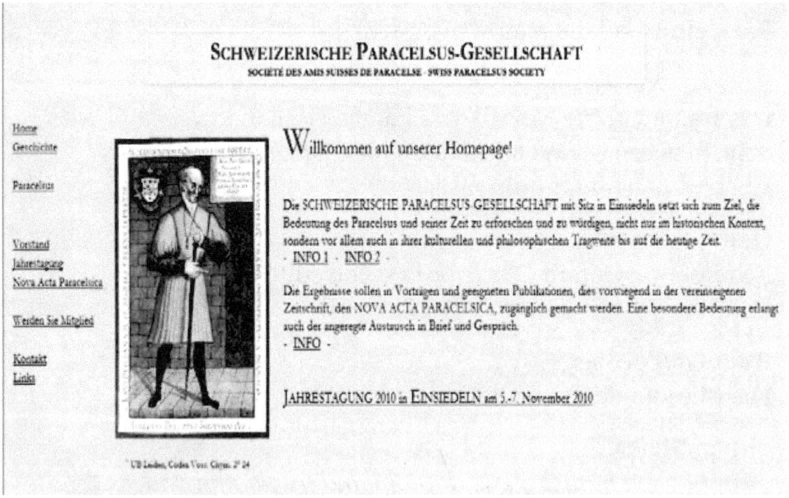

http://www.paracelsus-gesellschaft.ch

Vorwort

Der neue Band der *Nova Acta Paracelsica* enthält eine reiche Fracht an unterschiedlichen Themen. Er ist international, vielleicht Wesen und Wirkung des Paracelsus spiegelnd, denn die Beiträge stammen aus den USA, Griechenland, Paris, Heidelberg, Straßburg und verschiedenen Orten der Schweiz.

Hauptsächlich sind Themen der beiden letzten, sehr unterschiedlichen Tagungen der Schweizerischen Paracelsus-Gesellschaft aufgegriffen; derjenigen in Basel 2009 (zum Thema Paracelsus und Basel) und der in Einsiedeln 2010 (zu Pilgerschaft). Erfreulicherweise ist die Basler Tagung mit vier Texten präsent: Lucien Braun zeigt anhand einer kleinen Textstelle, die er konzentriert philosophisch ausdeutet, welche intrinsischen Forderungen Paracelsus an die inneren Antriebskräfte des Menschen im Hinblick auf die Vollendung seiner Aufgabe gestellt sieht. Zwischen den beiden großen Forschern Joachim Telle und Georgios Papadopoulos entspinnt sich ein Dialog; sie umkreisen dieselbe Frage aus unterschiedlichen Perspektiven: Was ist der wahre Kern und wofür steht heute der Name Paracelsus in den diversen medizinischen, weltanschaulichen und spekulativen Schulen, die seine Nachfolge angetreten haben?

Didier Kahn untersucht die verschlungenen Wege, auf welchen Gerhard Dorn mit paracelsischen Texten in der Basler Druckgeschichte Eingang fand und erhellt uns unbekannte Lebensläufe. Daran schließt sich die Arbeit von Andrew Weeks an, der aus amerikanischer Perspektive erläutert, welche Forschungs- und Editionsvorhaben für das paracelsische Werk angezeigt seien. Er zeigt nicht nur die groben Linien auf, was anzugehen sei – und begründet es –, sondern legt mit anschaulichen Beispielen auch die dafür notwendigen Methoden dar.

Die Einsiedler Tagung, an der klösterliches Leben, Marienverehrung und Wallfahrt im Mittelpunkt standen, ist mit den beiden Texten von Pater Gregor Jäggi und Pirmin Meier präsent.

Die Mariologie der katholischen Kirche wird von einem großen Kenner systematisch dargelegt, so dass die aus moderner Sicht wahrgenommenen scheinbaren Widersprüche und Ungereimtheiten klar ausgeräumt sind. Man ist überrascht vom komplizierten Denk- und Lehrgebäude, doch gibt es eine Handhabe, um die Doktrin zu verstehen.

Der Blick auf Neuerscheinungen und wichtige Publikationen im weit gesteckten Umfeld von Paracelsus und seiner Zeit beschließt diesen Band.

Diese Ausgabe der *Nova Acta*, die mittlerweile im Zweijahresrhythmus erscheinen, ist in der neuen Zusammensetzung einer Redaktionskommission entstanden, der Claudio Affolter, Helene Büchler-Mattmann, Karl Büchler, Johanna Steger und die Unterzeichnende angehören.

Zürich, im Mai 2011
Pia Holenstein

Nova Acta Paracelsica, N.F. 24&25 (2010/11), Seiten 7–16

Von urgeschichtlichen Aufträgen

LUCIEN BRAUN

> […] *so ist doch nichts do, das auf das end gar sei, das ist, bis auf das ende, aber nicht bis gar auf das end, sonder der vulcanus muss es volenden.*
>
> (Labyrinthus, XI,187)

Wir haben den Eindruck, dass es ein ganz gemeinverständlicher Inhalt sei, der aus diesen Zeilen spricht. Doch wenn wir uns bei Paracelsus nicht begnügen, ihn nur zu lesen, stellen sich bei jedem Satz unumgängliche Fragen, deren Antwort dem da Geschriebenen erst vollen Sinn verleiht, indem sie (die Antwort) den Boden aufdeckt und freilegt, von wo aus der scheinbar gemeinte Inhalt sich abhebt und so zum Weiterdenken Anlass gibt.

So auch hier:

- Was ist hier gemeint mit der „Unvollständigkeit des da Gegebenen?“
- Welcher Natur ist das hier ausgesprochene und gebietende „müssen“?
- An wen ist dieses „müssen“ gerichtet?
- usw.

Diese und ähnliche Fragen dürften kurz zu erläutern sein.

I

„Doch ist nichts do, das auf das end gar sei"

Mit einem Satze ist hier die philosophische Ebene entworfen, von wo aus alles weitere Sinn erhält. Für Paracelsus ist das Seiende ontologisch defizient, ist hilfsbedürftig, d.h., es kann von sich aus seine Fülle nicht erreichen. Nichts ist gegeben, nichts ist da, das in seinem ‚telos' angekommen wäre, also vollständig wäre: ist also unvollständig und auf sein Ende harrend.

Dieser vorläufige Entwurf gibt großartig den Ton an, von welchem aus allen weiteren Bestimmungen der Grund ihrer Möglichkeiten verbürgt ist. Gleichzeitig ist aber auch der Aufruf zur Vollendung mitverstanden. Denn Defizienz ist ohne die Idee seiner Überwindung, d.h. seiner Negation, überhaupt nicht denkbar.

Daher ist dem Seienden immer auch ein Sein-Sollen eingeboren; das will sagen: Wenn das da Gegebene als unfertig erscheint, so haben wir schon verstanden, dass wir aufgefordert sind, auf irgendeine Weise den unfertigen Stand der Sache zu überholen. Dieses Sein-Sollen weist aber nicht auf ein äußeres Eingreifen hin, zum Beispiel auf ein übernatürliches (welches aber als solches immer möglich bleibt), sondern erwartet seine Vollendung vom Reiche der Seienden selbst. Das dürfte heißen: Im Gebiet des natürlichen Seienden ist ein Seiendes dazu berufen, im Kreise der Seienden einzugreifen, um das da unfertig Gegebene ‚in sein End' zu führen, und so – auf diese Art – sein eigenes Ende oder Ziel, sein ‚telos', zu erreichen. Der Mensch, als Glied der Natur, entfaltet sich und erfüllt sein officium, indem er, wie die Natur, immer Neues hervorbringt, und als Mensch – hier als ‚vulcanus' bezeichnet – an der allgemeinen Metamorphose teilnimmt, und zwar mit dem Ziele, stets höhere Grade des Vollendens zu erstreben.

Als zusammenfassendes Symbol dieses mehrenden Eingreifens finden wir bei Paracelsus die Idee des Alchemisten. „Aus etwas mehr machen, als es an sich selbst ist", schreibt er. Der Alchemist ist der dazu Berufene, weil sich durch ihn der höchste Grad des Eingreifens offenbart und in immer neuer Form darbietet.

Paracelsus bezeichnet diese sich steigernde Umwandlung als seltsam (II, 141–142): „nun ist es nicht minder mehr aus einem ding zu machen, das es an im selbst ist, ist gar ein seltsams“. Seltsam, also nichts Landläufiges, sondern etwas, das sich wunderlich gibt. Wunderlich ist, dass das Sein nicht in sich beharrt, wie z.B. Parmenides es meinte, oder auf andere Weise Plato, wo das Sein auf sein unveränderliches Wesen hin betrachtet wird – für welches das Veränderliche unwesentlich ist. Hier, durch das stete Eingreifen, ist alles in Bewegung – doch nicht bloß in Bewegung wie bei Heraklit, d.h. als ein Strom ohne telos. Für Paracelsus ist das Werden nicht endlose Fortsetzung, sondern zielt auf immer neue und höhere Form.

Wunderlich, da diese höhere Form (dieses „mehr“) nur durch kunstfertiges Eingreifen erreicht wird. Ohne Kunst gerät nichts, schreibt Paracelsus. Das auf höhere Form zielende Eingreifen verwirklicht sich nicht blindlings; kann nicht ohne „Geschicklickeit“ gelingen. Das Wort Kunst, das hier immer wieder vorkommt (ein Lieblingswort Hohenheims!) darf nicht von unserer modernen Bedeutung der Kunst her gedacht werden – wo Kunst als Zusatz, als Überholung der Natur begriffen ist – sondern als ein Können, welches nicht der Natur gegenüber steht, sondern von Grund auf, aus ihr geboren wird. Ein Können, mittels welchem die Natur sich offenbart, mittels welchem der ‚vulcanus‘ diesem offenen Reich der Seienden zur gewünschten Gestalt verhilft. Nicht ein jeder ist dieses Könnens mächtig, schreibt Paracelsus – auch das ist seltsam!

So wäre hier, als Antwort auf die erste Frage, der ontologische Sichtbereich entworfen, in welchen alles Weitere sich einschreiben wird: das ‚ohne End geborene‘ ohne End ‚in sein End‘ zu führen.

II

„Der vulcanus muss es vollenden"

Unsere Aufmerksamkeit gilt hier dem Worte ‚muss'. Wer gebietet hier, und wem, und von wo aus? Wir vermuten, dass dieses ‚müssen' von weither kommt, und dass es immer schon anwesend war, bevor wir es überhaupt wahrgenommen haben, und bevor wir es in menschenverständlichen Worten zu hören bekamen. Es heißt, das Sein in sein volles Ende zu führen!

Es geht nicht um ein Unternehmen, welches ein für allemal zu erledigen wäre, sondern einem Auftrag Folge zu leisten, der dauernd aufruft zum Wiederaufnehmen, mit der inneren Gewissheit, jeder weitere Schritt sei der erste! Um dieser eigenartigen Dialektik willen kann so immer wieder der Phönix neu aus seiner Asche aufleben – kann folglich so ein ganzes Forscherleben verzehren!

Wenn die Frage aufgeworfen ist woher, wird jeder Paracelsusverehrer natürlich ohne zu überlegen diesen sibyllinischen Auftrag von Gott ausgehen lassen – ohne sich klar zu machen, was dadurch zu verstehen wäre. Doch wenn wir dem corpus paracelsicum nähere Aufmerksamkeit schenken, sind wir gezwungen festzustellen, dass das Substantivum ‚Gott' in vielen Fällen fast inhaltslos vorkommt. Es fehlt bei Paracelsus jede Spekulation über das Wesen Gottes. Gott ist allanwesend im Diskurs, aber wenn das Wort nicht auf das Liber scripturae zurückweist, ist es meistens ein pietätvoller, aber inhaltsloser Begriff. Hier ist ‚Gott' als grammatisches Subjekt gebraucht, als bequemes Hilfsmittel – Mittelweg – in Bezug auf das hier in Frage stehende ‚müssen'. Besonders, weil in unserem christlichen Abendland das Sollen immer wieder gepredigt worden ist – woraus ein All-Sollen, unbestimmt, aus der selben und einzigen Quelle seine Legitimität gebiert.

Die hier gemeinte Instanz ist nicht übernatürlicher Herkunft, sondern fordert uns auf nach natürlicher Art, und kommt auf uns zu als dahergelaufen aus „der ersten welt" (XIV, 291), a primo saeculo. Sie hat die uns bekannte Geschichte befruchtet und befindet sich, als a tergo wirkender Auftrag in die Tabula Smaragdina eingeschrieben. Sie, diese Tabula, steht am frühen Anfang und stellt für uns den Urtext dar. Hermes Trismegistos hat mit sibyllinischen Worten den Menschen das Grundbuch gestiftet, welches ihnen die Offenbarung des von jeher waltenden Auftrags in verständlichen Worten liefert.

Hunderte Male ist dieser Urtext, aus arabischen Quellen stammend und über Spanien kommend, befragt, kommentiert und vor allem missverstanden worden – das bezeugt die Flut handschriftlicher und gedruckter Auslegungen, verfasst von Autoren verschiedener Herkunft, und dann ins Latein übertragen. Es waren die Romane der Zeit! Und das alles mit Spannungen begleitet und Kontroversen, mit kirchlichen und akademischen Autoritäten verwickelt und auch verdunkelt. (Dazu die gelehrten Forschungen von Joachim Telle, Didier Kahn, Carlos Gilly und anderen).

Deutschland dürfte das erste Land sein, welches das ungeeignete Latein abgeschafft hat und diesem Auftrag – dem deutschen Wesen gemäß – einen angemesseneren Ausdruck verleiht. Und so kommen wir bei Paracelsus an!

Hier begegnen wir dem hermetischen Auftrag in einer neugeborenen Schärfe wieder. Paracelsus denunziert Irrungen und Missverständnisse, Zaubereien und Goldmachereien – er spricht von dem großen Missbrauch der Magie und wie sie zu einer Zauberei wird (XIV, 358) – und verleiht dem Ur-Anstoß seine vergessene Echtheit wieder. „Suchen ist geboten, ungesucht wird keine Heimlichkeit erfahren“ (XII, 151). „Kunst macht einen neuen Himmel, ein neues Firmament, dazu auch eine neue Kraft, aus welcher neue Künste fließen“ (XII, 183), usw. Der Alchemist ist derjenige, der sucht, der weiterführt, der potenziert. Also: der „ohne End ins Ende“ führt. Und das ist Hermes!

Bei Paracelsus trifft und kreuzt sich das Sein-Sollen, welches von der Tabula Smaragdina ausläuft, mit den Geboten, welche von einer anderen Tafel herrühren, nämlich aus dem Dekalog, der Tafel Moses‘. Ein Auftrag von ganz anderer Art, den Moses dem Volke aufbürdet. Entgegen dem Aufruf der Tabula Smaragdina, welcher offen und unbegrenzt ist, ist der Auftrag des Dekalogs sozusagen geschlossen und eingeengt, da das Auszuführende vorgeschrieben ist, in Form der Gebote, deren zehn, und ein für allemal. Diese Beschränkung, d.h. der vorgeschriebene Inhalt, für alle gültig als demokratische Regel des Verhaltens (gegen Gott und gegen den Nächsten), steht dem aristokratischen Auftrag gegenüber, welcher nur an den gerichtet ist, der mächtig ist ihn zu vollführen – und der a priori an keinen Inhalt gebunden ist.

Die Frage: „Wie kommt Paracelsus mit der Anwesenheit beider Aufträge aus in seiner Gedankenwelt?“ ist natürlich unumgänglich. Die Antwort wartet auf eine methodische Untersuchung. Hier einstweilen zwei Bemerkungen.

Wenn Paracelsus Gedanken entwickelt ohne Inbezugnahme seiner christlichen Erziehung oder der christlichen Tradition, so kommt es vor, dass er sozusagen in Verlegenheit gerät und sich einigermaßen entschuldigt und listigerweise schreibt: Er drücke sich ‚heidnisch‘ aus! Anderswo sagt er, er drücke sich ‚allein natürlich‘ aus. An einer weiteren Stelle spricht er von den ‚Heiligen der Natur‘. Er unterscheidet auch hie und da den natürlichen Glauben vom übernatürlichen, usw. Wir haben es mit Ausweichmanövern zu tun.

Doch im Allgemeinen findet bei Paracelsus eine Deutungsverschiebung statt, indem er die hermetische Stimme in ein unpersönliches Sein-Sollen umbiegt, wie hier „der vulcanus muss es vollenden“. Dieses seltsame „müssen“ steht nicht in den zehn Geboten, drückt sich aber meist in analoger Form aus, sodass die Interferenz beider Aufträge beständig ist und ungeklärt bleibt. Es reicht nicht zu sagen, Gott verkündige sich auf zweifache Art, durch die Schrift und durch die Natur. Die Rückwirkung beider Offenbarungen bleibt unerforscht und unerläutert.

So bleibt die Antwort auf die zweite Frage (von woher?) in einer unüberwundenen Zweideutigkeit verhaftet. Die Antwort auf die dritte Frage ist hingegen beiläufig gestreift worden und lautet klar: Der hermetische Auftrag ist an den gerichtet, der sich in seiner Helle zu halten weiß und mächtig ist, ihm Folge zu leisten.

III

Das leidenschaftliche Streben und Suchen nach erhofftem Ende und die peinliche Erfahrung des Entgleitens des sich immer weiter entfernenden Zieles lösten eine Spannung aus, welche dem Gebote Moses' fremd ist. Ein Gebot fordert Gehorsam und Erfüllung. Erfüllung beruhigt, verspricht gutes Gewissen, und löst die Spannung auf – das will nicht sagen, dass die Erfüllung der Gebote keine Schwierigkeiten kennen kann, aber de iure sind Gebote ausführbar.

Entgegen dieser entspannenden Ausführung wird der hermetische Auftrag erfahren als inneres und individuelles Erlebnis, vom Subjekt eigens gewollt, getragen und gesteuert. Das Gebot hingegen ist sozusagen von außen an das Subjekt gerichtet. Wenn es erfüllt ist, erfahren wir so etwas wie einen Abschluss. Das Potenzieren aber kennt keinen Abschluss, wird erlebt als immer wieder zu versuchen, als immer wieder zu beginnen. Im Sinne eines beruhigenden Abschlusses wird es praktisch als undurchführbar erfahren.

Wir folgen so immer noch den Worten Hohenheims, der „durch seine erlitne arbeit eine neue geburt öffnen will", und wiederholt, dass „der spiritus transmutationis nicht feiert, sondern jeden tag, jede stunde fordert in der arbeit zu verweilen, denn jede stund gibt eine neue art, damit nichts gleich bleibt".

Das stete Streben hat Sinn, weil in dieser Iteration erfahren wird, was über das Alltägliche hinausdeutet, es transzendiert und dem Forschenden verspricht, ihn an den Ort zu führen, wo das Wesentliche sich vom Unwesentlichen schon geschieden hat, wo ein absolut Waltendes zu erreichen wäre (absolutum, d.h. an nichts gebunden, frei waltend, also unverfügbar durch empirisch bedingte Seiende – darum wurde der Gott der Philosophen erfunden, als absolut waltendes Seiendes, um die Endlichkeit menschlicher Existenz zu unterstreichen).

Also ist das Absolute, doch immer wieder Angestrebte, unerreichbar. Das schien mir einleuchtend, z.B. bei Alberto Giacometti, wenn wir die Aufmerksamkeit nicht nur den vorgestellten Formen schenken, sondern vor allem dem verzweifelten, jeden Tag, jede Nacht wiederholten Unternehmen des Künstlers.

Wir lesen: Wenn da [schreibt Giacometti], statt alles aufzugeben, man im Gegenteil in der Arbeit verharrt, so ist es der einzige Moment, wo wir das Glück haben etwas weiter zu kommen. Nicht nur hat man das Gefühl ein wenig weiter zu kommen, sondern man hat manchmal plötzlich den Eindruck – selbst wenn es eine Täuschung sein sollte – einer maßlosen Offenheit zu begegnen.

Was ist das, eine Offenheit, die kein Maß kennt? Ein Absolutes, eine eigenartige Erfahrung des Seins als solches. Eine Erfahrung, welche zur Triebfeder wird des immer wieder aufgenommenen Versuches, das Ziel zu erreichen, wo Faszination und Verzweiflung alternierend erlebt werden. Es kam mir vor, als ob Künstler, Forscher, Autoren verschiedener Art und Herkunft einander begegneten an einem mysteriösen Ort, den ihr leidenschaftliches Suchen ihnen geöffnet hätte.

Wenn Paracelsus und Giacometti sich dort treffen könnten! Man bräuchte nur, dachte ich, die Einschlagfäden ihres Unternehmens im Auge zu haben, um sie in einer eigenartigen Verwandtschaft zu sehen! Doch fragte ich: Hat das einen Sinn? Sicher nicht auf empirische Art, aber doch auf philosophische Weise. Ist Philosophie etwas anderes, als die unsichtbaren Fäden der uns aufgelegten Aufträge freizulegen? Und das scheinbar Unerreichbare im Blick zu halten, als Zeichen des Noch-nicht und Dennoch – welches immer wieder den Forscher zur Tat aufruft. Drum ist „Unruhe besser denn Ruhe"!

Wie die Natur jede Jahreszeit, jeden Tag, jede Stunde wieder Knospen und Früchte hervorbringt, so ist es dem Menschen – der aus der Natur ist – eigen, immer neu zu beweisen, das bevorzugteste Glied des Kosmos zu sein. Was wäre die Natur ohne ihre immer wieder neue Geburt? Was wäre Menschsein ohne das seit urdenklichen Zeiten immer wieder unternommene Versuchen und Erproben seiner selbst?

Hier stoßen wir auf „das noch nicht festgestellte Tier" Nietzsches. Doch möchte ich das „noch nicht" nicht beibehalten. Das „nicht festgestellte Tier" entspricht besser dem hermetischen Ruf. Das nicht festgestellte Tier, welches trotz allem Misslingen jeden Tag wieder aufsteht, um der a tergo lautenden Stimme nicht untreu zu sein. Wie Sisyphus! Das Sein-Sollen des Sisyphus hat mit dem von außen auferlegten Gebote nichts gemein: den immer wieder unternommenen Versuch hat Sisyphus von sich aus sich selbst auferlegt und bejaht. Auch hier stehen alle Sisyphusjünger in einer eigenartigen Verwandtschaft.

Menschsein ist jeden Tag, jede Stunde, jedes Jahrhundert, immer wieder und immer noch zu vollenden. Es ist eine Wette! Sie steht offen und ist an jene gerichtet, welche im Stande sind, die vor Zeiten ausgegangene Stimme zu vernehmen und ihr zu entsprechen.

*

Hätten wir, um zu schließen, eine Phänomenologie des abendländischen Geistes zu erdenken, in Bezugnahme auf die erwähnten Aufforderungen und ihres Duellierens bei Paracelsus, so dürfte Hohenheim in diesem Bewusstwerden einen ganz eigenen und außergewöhnlichen, besonderen Platz einnehmen, nämlich als Angelpunkt, als Achse, um welche sich eine jahrhundertealte Bildung dreht, an welcher wir noch teilhaben.

VOR Paracelsus, im ordo entis des Mittelalters, waltet gottgewollte und versicherte Ordnung, als Imperium der Schrift und des Gebotes. Der hermetische Auftrag kommt hier nur nebenbei vor (oder gar nicht), da Suchen negativ gewertet ist, oder unnütz erscheint (wir sind ja im Besitze der Wahrheit!), oder als aufrührerisch vernommen wird. Denken heißt hier den Plan Gottes auslegen und verwirklichen.

MIT Paracelsus kreuzen sich beide Aufträge: die hermetische Stimme kommt aus dem Verborgenen, entfaltet sich in neuer Geburt und koexistiert nolens volens mit dem übernommenen Reich des Gebotes. So die Formel Hohenheims: Liber scripturae – Liber naturae.

NACH Paracelsus entartet das Reich des Gebotes, säkularisiert sich, verfällt und überlebt in Form der Gesetze von Staat und Kirche. Mit dem Zerfall der Ordnung göttlicher Herkunft wird Suchen und Forschen zum Hauptziel: Steigern, Fortschreiten werden erlebt als evidente Imperative für Staat und Individuum. Stillstehen bedeutet jetzt Rückgang. Unruhe ist als Normalität gedeutet. Früher versprach die gottgewollte Ordnung Glück und Zufriedenheit, heute, im Banne des gepredigten Fortschrittes, ist Unzufriedenheit Norm geworden.

So wäre die Ära nach Paracelsus grob umrissen. Doch muss erwähnt sein, dass es Forschen und ‚Forschen' gibt. Das leidenschaftliche Unternehmen Giacomettis führt die Wirkungsgeschichte des Hermes zur äußersten Spitze des Forschens; sie hat nichts gemein mit der unruhigen Forschungsmanie heutiger Ideologie, welche nur ein verkommenes Echo des hermetischen Auftrags darstellt. Auch hier stehen nochmals Aristokratie gegen Demokratie!

Dies mein (bescheidener) Beitrag zur Paracelsusforschung, dessen officium sein möchte, Hohenheim – der erdachten Phänomenologie gemäß – als Achse (und Mittelpunkt) im Werden unseres abendländischen Gedankenguts zu deuten.

Für Gabriella
Basel, 3. Oktober 2009

Nova Acta Paracelsica, N.F. 24&25 (2010/11), Seiten 17–62

Theophrastus von Hohenheim – Irrlehrer oder Leitgestalt einer Alternativmedizin des 21. Jahrhunderts?[1]

JOACHIM TELLE

Mehr wil ich richten nach meinem todt wider euch / dann daruor [...]: Der Theophrastus wirdt mit euch kriegen ohn den Leib.
(Paracelsus, *Paragranum*)

Wir gesellen uns heute zu den unzählbaren Menschenscharen, die vor vielen anderen deutschsprachigen Sachschriftstellern aus der Zeit Luthers und Kopernikus' gerade dem Leben, Werk und Widerhall eines durch die Zeiten umstrittenen Mannes ihre Aufmerksamkeit schenkten: Theophrastus Bombast von Hohenheim, der am 24. September 1541 im Salzburger Kaiviertel gestorben ist. Die Ausmaße seiner heutigen Präsenz scheinen beträchtlich, ja können zunächst durchaus einschüchtern und abschrecken: Immerhin wurden im Jahr 2001 in Deutschland von der Deutschen Post über hundert nach Paracelsus benannte Straßen, Wege und Plätze erfasst und zählte man 2007 in Deutschland fast hundert Apotheken, dazu in Österreich vierzehn und in der Schweiz zehn,

---

1 Der vorliegende Text bietet einen Vortrag, gehalten am 3. Oktober 2009 während der Jahrestagung der Schweizerischen Paracelsus-Gesellschaft im Pharmazie-Historischen Museum zu Basel. Er beruht auf mehreren Fassungen, vorgetragen am 30. Mai 2008 im „Zentrum für Naturheilkunde" zu München, am 23. Januar 2009 während eines Symposiums zu Ehren von Georgios Papadopoulos zum Thema „Spirituelle Arznei" im Tagungsraum der Athener Ärzteschaft zu Athen und am 4. Februar 2009 in Marburg/Lahn im Rahmen des „Wissenschaftshistorischen Kolloquiums", einer Veranstaltungsreihe der Emil von Behring-Bibliothek für Geschichte und Ethik der Medizin und des Instituts für Geschichte der Pharmazie der Universität Marburg. – Die Vortragsform blieb weitgehend bewahrt. Beigegeben wurden auf allernötigste Angaben beschränkte Anmerkungen.

die den Namen eines der schärfsten aller Kritiker des frühneuzeitlichen Apothekenwesens tragen, eben den Namen Hohenheims. Und wirft man einen Blick ins Internet, so ergab im Mai 2008 meine Googelei unter dem Stichwort „Paracelsus“ ungefähr 1’130’000 sogenannte „hits“, Hippokrates hingegen, durch die Jahrhunderte weithin unangefochtener Inbegriff wahren Arzttums und Heros der abendländischen Heilkunst, brachte es gerade mal auf relativ schäbige 493’000 Treffer. Schon dies machte Kopfschütteln, doch was noch stärker verblüffte: Betrachtete man die Treffer 1 bis 10, also die hegemoniale erste Google-Seite, dann begegnete hier nicht etwa der Astrologe oder Alchemiker Paracelsus, auch nicht der Theologe und Naturphilosoph, Paracelsus paradierte hier als Namenspatron einer „Paracelsus-Kliniken GmbH“ sowie einer alternativmedizinischen Paracelsus-Messe, vorab aber unter <www.paracelsus.de> als Leitfigur heutiger Heilpraktiker. Immerhin lieh Paracelsus 2008 über fünfzig Schulen für Psychotherapie und Naturheilkunde, die in Deutschland und in der Schweiz Heilpraktiker und psychologische Berater ausbilden, seinen unter Alternativmedizinern offenbar auratisierten Namen.

Andererseits erteilen Autoren, die zaghaft nach der heutigen Aktualität Paracelsischer Arzneimittellehren an den Hohen Schulen fragen, keine triftigen Antworten,[2] ja selbst die Präsenz Hohenheims unter Anwälten alternativer Heilweisen unserer Zeit liegt weitgehend im Dunkeln, fahndet man nach einlässlicheren Darlegungen zum Wandel Hohenheims beispielsweise unter Homöopathen und Spagyrikern der Moderne in jüngsten Studien zu arzneilichen Aspekten der komplementären Medizin vergeblich. Zwar gerät Paracelsus gelegentlich ins Blickfeld, von einem medizinisch-pharmazeutischen Paracelsismus im deutschen Kulturgebiet des 19. und 20. Jahrhunderts, verstanden als ein formatives

2 So hielt Papadopoulos (2004), 100, dazu nur fest: „Genuine Beziehungen zwischen der [...] heutigen Medizin und Pharmakologie und Paracelsus“ aufzudecken sei „besonders schwierig“.

Element alternativmedizinischen Denkens und Handelns, ist indes keine Rede.[3]

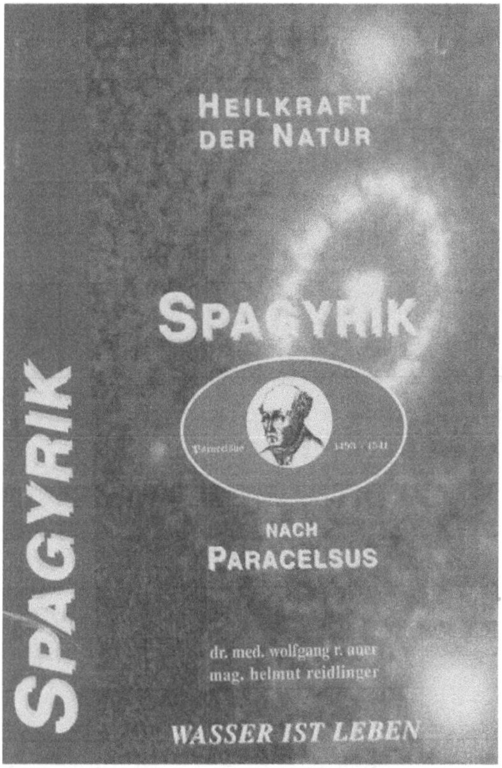

Auer, Wolfgang R.; Redlinger, Helmut,
Spagyrik nach Paracelsus. Neumarkt/Steiermark 1998.
Umschlag, Vorderseite

---

3 Siehe Helmstädter (1990); Jütte (1996); Müller-Jahncke (1996); Reichling (2001); Kästner (2009). Dazu nun auch Schott (2011), 219-221 ("*Paracelsus als Projektionsfigur für Alternativ- und Schulmedizin heute*"): Kursorisch behauptet wird ein „*enorm moderner Impetus des Paracelsus*" (226) auf die aktuelle „*Biomedizin*" und „*Ganzheitliche Medizin*".

Hinter dem Rücken einer Handvoll Experten aber genießt Paracelsus im kulturellen Gedächtnis unserer Tage eine relativ ungewöhnliche Präsenz. Dies scheint sich umso erstaunlicher auszunehmen, als am 24. September 1541 im Salzburger Kaiviertel keineswegs ein ruhmbedeckter Schriftsteller gestorben war. Auf dem Salzburger Sebastiansfriedhof bestattet wurde ein akademisch erfolgloser Arzt, ein Theologe, den man unter Theologen kaum beachtet hatte, ein sozial niedrig gestellter Abhängiger des Klosters Einsiedeln, der lebenslang vom schmerzhaften „Schnee seines Elends“[4] gepeinigt worden war. Eine gesellschaftlich-sozial geachtete Stellung an einem Hof, an einer Hohen Schule oder in einer Stadt blieb Paracelsus nach seinem kurzzeitigen Aufstieg zum Stadtarzt und Universitätsdozenten und raschen Fall in Basel (1527/28) verwehrt. Seine Theologica hatten allesamt keine Drukker gefunden, und von seinen medizinisch-naturkundlichen Werken waren nur sehr wenige Schriften auf den Buchmarkt gelangt. Fachlich namhafte Mitstreiter, die sein Ringen um eine *Medicina reformata* oder sein sozialpolitisches und religiöses Reformstreben kraftvoller unterstützt hätten als etwa der Augsburger Stadtarzt Wolfgang Talhauser, konnte Paracelsus offenbar nicht gewinnen; und was seine Schüler betrifft, so hielt sie Paracelsus fast ausnahmslos für „verlorene Ärzte“[5] und „bescheisser“,[6] nicht aber für tüchtige Herolde seiner „neuen“ Medizin.

Nach seinem Tode drohte Hohenheims Name vom Aschenregen der Zeit gelöscht zu werden. Um eben jenen rauhen „Contrarius“, der durchaus Rumor erregt und „vil widersinns mit vilen“ gehalten hatte,[7] herrschte, umringt von Furien des Vergessens, lastende Stille, bis dann eine massive Paracelsicapublizistik, betrieben von einer Handvoll energischer Frühparacelsisten (A. von Bodenstein, M. Toxites, G. Dorn, J. Gohory, B. Flöter, P. Severinus, G. Forberger), aber auch manche antiparacelsistischen Alarm- und

4 Paracelsus, *Prologus in vitam beatam*, hg. Gantenbein (2008), 569.
5 Paracelsus, *Bertheonea*, hg. Huser (1605), 336.
6 Paracelsus, *Fragmenta chirurgica*, hg. Huser (1605), 648.
7 Franck (1536), Bl. 279r.

Kampfschriften etwa eines Thomas Erastus dem „Contrarius“ vor allen anderen deutschen medizinischen Autoren seiner Zeit zu einer ungewöhnlich reich schattierten Wirkungsgeschichte verhalfen. Brandopfer seiner frühneuzeitlichen Anhänger und Feuerreden seiner Gegner brachten nun den „Schnee seines Elends“ zum Schmelzen. Es begann eine streiterfüllte Ruhmesgeschichte. Ein zu Lebzeiten gescheiterter Arzttheologe sah sich schließlich seit dem 19. Jahrhundert im kleinen Pantheon der „Großen der Weltgeschichte“ auf einem Podest.

Paracelsus in der neuzeitlichen Alternativmedizin

Einerseits schritt der frühneuzeitliche Paracelsus als ein exorbitanter Arzt daher, der mit seiner Kunst alle Mediziner der Menschheitsgeschichte übertroffen habe, dazu auch im glamourösen Truglicht eines erfolgreichen Transmutationsalchemikers:[8]

All kunst vnd artzenej man findt
Beim Theophrasto so geschwindt,
Als vor wol bej dreitausent jarn
Bej keinem menschen ward erfarn:
Als Pestilentz, Schlag, Fallend sucht,
Aussatz vnd Zipperlin verrucht,
Sampt andre kranckheit mancher art
Hat er geheilt der hochgelärt.
Wie Durer in der Molerej,
So dieser in der Artzenej:
Vor vnd nach jhnen keiner kam,
Der Ihnn hierin den preis benam.
[...] Was nur in Himml vnd Erden ist,
Wust dieser Doctor z'aller frist.
[...] Auch Philosophisch stein hat gmacht,
Damit die menschen wider bracht
Vom doot. Darzu die grobn metall
hat er fein säubern können all

8 Anonymus, *Lob auf Paracelsus* (um 1567/70), hg. Telle (2008), 36, dazu 242f.

In silber vnd in rotes Golt:
Wer wölt nun solchem nicht sein holt.

Andererseits wurde Paracelsus geächtet. So tat beispielsweise der Arzthumanist Andreas Libavius diesen Gott verhassten „Fantasten“ und „Dreckredner“, „Cacophrast“, in Acht und Bann:[9]

Paracelsus Bombast
ein loser Gast
der Gott verhast
all Kunst antast
drumb ein Fantast
vnd Cacophrast

Hintergrund solcher frühneuzeitlichen Zeugnisse, in denen Paracelsus zu einer kultisch verehrten Leitgestalt oder zu einem vermaledeiten Irrlehrer entstellt worden ist, bildeten vielfältige und weit über das deutsche Kulturgebiet hinaus präsente Kontroversengewitter um Rang und Bedeutung Hohenheims. Mit dem 18. Jahrhundert hatten diese vornehmlich unter Medizinern geführten Kontroversen ihre Heftigkeit dann freilich weitgehend eingebüßt. Paracelsismen besaßen im medizinisch-therapeutischen Wegestreit fortan nicht mehr ihr einstiges Gewicht, doch dauerten manche alten Zwiste um den Arztalchemiker Paracelsus unter nun grundlegend gewandelten Bedingungen bis heute an, allerdings nur noch äußerst gedämpft und beschränkt auf wenige verstreute Historikerstuben, oder aber ausgelöst durch die Präsenz Hohenheims in bestimmten Bezirken der so genannten Komplementärmedizin, etwa der Arzneimittellehre Samuel Hahnemanns (1755–1843). Spätestens seit Erscheinen eines Buches über *Die homöobiotische Medicin des Theophrastus Paracelsus in ihrem Gegensatz gegen die Medizin der Alten, als Wendepunkt für die Entwickelung der neueren medizinischen Systeme und als Quell der Homöopathie* aus der Feder des Berliner Universitätsmediziners Carl Heinrich Schultz (1831) wurde Hahnemann bekanntlich bis in unsere Tage immer wieder im Anschluss an Schultz ver-

9 Andreas Libavius, *Auf Cacophrastus Paracelsus* (1595), hg. Telle (2008), 61, dazu 257f.

dächtigt, er habe Paracelsus gekannt, genutzt und verstümmelt, wurde sein homöopathischer Heilweg als ein „direkter Ableger des Paracelsischen Systems“ beurteilt.[10] In Wirklichkeit freilich kann von einer Rezeption Paracelsischer Schriften im Werk Hahnemanns mit ziemlicher Sicherheit keine Rede sein. An erklärten Paracelsisten mangelt es der neuzeitlichen Komplementärmedizin und -pharmazie jedoch nicht. Daran erinnert bereits ein Sturmvogel der alchemoparacelsistischen Arzneimittellehre der Moderne, Johann Gottfried Rademacher (1772–1850), der sich allen aufklärerischen Verfemungen Hohenheims zum Trotze das Schimpfwort „Paracelsist“ als Ehrentitel beilegte und mit einer umfänglichen *Rechtfertigung der von den Gelehrten misskannten, verstandesrechten Erfahrungsheillehre der alten scheidekünstigen Geheimärzte* (1841) der „rationellempirischen“ Galenikermedizin seiner Zeit durchaus unter Beifall die Stirne bot,[11] gefolgt von Christian August Becker (1792–1869), einem Thüringer Arzt, den vorab Paracelsusstudien davon überzeugten, dass das von der pharmazeutischen Medizin seiner Zeit „wüste gelassene Feld der Arkane das Hauptziel der (medizinischen) Kultur sein müsse“, und frühneuzeitliche Autoren zu seinen chemiatrischen Arzneipräpara-

---

10 So unter vielen anderen Kayser, Nachwort, in: *Paracelsus,* hg. Kayser (1921), 472. – Zu einigen Stationen des bis heute anhaltenden Streits um Hahnemanns Verhältnis zum Paracelsischen Erbe siehe Gantenbein (1999), 316–320.

11 Zu den Ärzten, von denen Rademacher „hoch geschätzt“ worden ist, gehörte Latz (1869, Sp. 568–570). Erwartungswidrig erweist sich jedoch seine wider die therapeutische Praxis zeitgenössischer „Schulärzte“ gerichtete Arkanologie für eine Geschichte alternativmedizinischer Aktualisierungen Hohenheims als wenig ergiebig: Latz referierte einige „res mysticae“ in Ps.-Hohenheims *De natura rerum* (1869), Sp. 538–546, erblickte aber in Paracelsus keine Leitinstanz seiner Arzneimittellehre. Joseph Hartmann (1888), ein Propagandist der „arkanologischen Heilmethode“ von Latz, ließ denn auch Paracelsus gänzlich außer Betracht, ebenso ein weiterer „treuer Anhänger“ von Latz (Anonymus, 1908; 1911). – 1948 jedenfalls hielt Scheidegger (1952), 34, gewisse Ausführungen Rademachers für „heute noch aktuell“, die Therapeutik freilich ausgenommen: „Ärzte, die sich noch Rademacherscher Heilmittel bedienen, dürften recht selten sein“.

tionen inspirierten.[12] Eben der „Cathederweisheit“ seiner Zeit, namentlich der „mechanischen Erforschung des Lebens“ in der universitären Medizin, erwuchs dann, angeregt vom Werk Rademachers, in dem Arzt Rudolf Stanelli ein weiterer Gegner, der Rudolf Virchows Zellularpathologie als „Grabgesang der wissenschaftlichen Medicin“ abtat, hingegen von Hohenheims Lehren eine „Auferstehung der Heilkunst“ erhoffte und die homöopathische „Cellular-Therapie“ umstandslos paracelsierte (1881),[13] ja im Paracelsischen Werk nichts Geringeres als eine von „vitaldynamischen“ Grundzügen geprägte „Zukunfts-Philosophie“ und „Grundlage einer Reformation für Medicin und Naturwissenschaften“ anerkannt wissen wollte (1884).[14]

Dr. Zimpels Heilsystem – allein die Vielzahl an Ausgaben, die dieses in bestimmten Fassungen durchaus in programmatischer Absicht mit einem Paracelsusporträt gezierte *Handbuch der Spagyrischen Heilkunst (Ars spagyrica Paracelsi)* erreichen sollte,[15] macht in Carl-Friedrich Zimpel (1801–1879) einen der wohl wirkmächtigsten Arkanparacelsisten des 19. Jahrhunderts kenntlich. Anhänger haben ihn fleißig mit Paracelsus assoziiert, hatte sich doch dieser zutiefst theosophisch erfüllte Esoteriker im Zuge seines heilmittelkundlichen Eklektizismus mitunter auf gewisse Paracelsica gestützt.[16]

Um 1900 wurde Paracelsus weiterhin als ein Kronzeuge für die Überlegenheit der „magisch-magnetischen“ bzw. „sympathetischen“ Heilkunde über die „Schulmedizin“ beansprucht, etwa

---

12 Becker, Vorrede (1862), in: Becker (1867), nicht paginiert. – Ein weiteres Zeugnis seines Paracelsismus bietet Becker (1868).

13 Stanelli (1881), XIII.

14 Stanelli (1884).

15 Die Frühfassungen dieser im Textbestand schwankenden Schrift erschienen seit den 1870er Jahren; 15. Aufl., Göppingen 1952; hier zitiert nach der 11. Auflage, Göppingen o. J. (Vorwort 1924).

16 Zu Zimpel und der Präsenz von Zimpelmitteln im 20. Jahrhundert siehe Jütte (1996), 234–236, vorab aber Helmstädter (1990); hier auch einige wenige Nachweise einer Zimpelschen Paracelsusrezeption (103f.).

auch von dem vielgelesenen Spiritisten Carl du Prel (1839–1899).[17] Paracelsus machte als Produktentwickler Karriere, hatte doch sein „Geist“ zu den in einem „Geist der Wahrheit“ idolisierten „Intelligenzen“ gehört und seit 1902 dem medial begabten Gründungsdirektor der Bombastus-Werke“ in Potschappel (bei Dresden), Emil Adolf Bergmann (1861–1931), Anweisungen zur Herstellung „naturgemäßer“ Kosmetika und Heilmittel diktiert.[18]

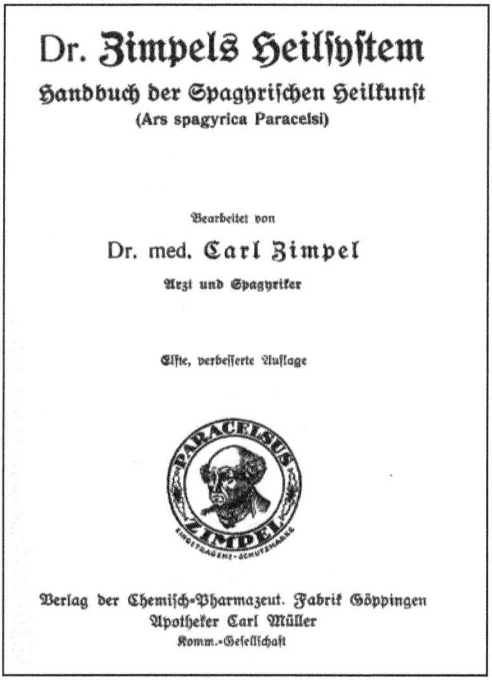
Dr. Zimpels Heilsystem
Handbuch der Spagyrischen Heilkunst
(Ars spagyrica Paracelsi)

Bearbeitet von
Dr. med. Carl Zimpel
Arzt und Spagyriker

Elfte, verbesserte Auflage

Verlag der Chemisch-Pharmazeut. Fabrik Göppingen
Apotheker Carl Müller
Komm.-Gesellschaft

(Carl-Friedrich Zimpel) *Dr. Zimpels Heilsystem.*
Handbuch der Spagyrischen Heilkunst (Ars spagyrica Paracelsi),
bearb. Carl Zimpel. 11. Aufl. Göppingen o.J. (Vorwort: 1924), Titelblatt

17 Darauf aufmerksam machte Hellwig (1930), 26: Hinweis auf Aufsätze C. du Prels über „Die sympathetische Kurmethode“ (1894).

18 Siehe dazu die akribische Darstellung der Prozesse zwischen dem Dresdner „Odolkönig“ Karl August Lingner und der Geschäftsleitung der „Bombastus-Werke“ („Hie Bombastus – Hie Odol“) bei Obst (2005), s.v. Paracelsus.

Was Hahnemann strikt zurückgewiesen hatte, dafür sorgten zu dieser Zeit manche seiner Anhänger, am nachdrücklichsten vielleicht Emil Schlegel (1852–1934): für eine Allianz zwischen Paracelsismus und Homöopathie. In einer Vielzahl Schlegelscher Schriften kommt Paracelsus vielenorts als ein wegweisender Arzt daher, sieht man einschlägige Doktrinen einschließlich der Signaturenlehre für aktuell-gültiges Heilwissen genommen. Emphatisch forderte Schlegel seine Leser dazu auf, „die bedeutsamen Geistesschätze Hohenheims für die moderne Entwickelung der Heilkunde" zu nutzen,[19] nahm der Tübinger Arzt bei seinem Kampf gegen „kausalmechanische Welterklärungen" Paracelsus noch und noch in die Dienste seiner bis in unsere Tage immer wieder gedruckten *Religion der Arznei* (1915).[20] Nach Schlegels Beispiel wurde fortan von weiteren Hahnemannanhängern Hohenheims Ansehen im alternativmedizinischen Milieu gefördert, etwa von Herbert Fritsche (1911–1960), der unter beifälligen Paracelsuszitaten Hahnemann zum „Erben des großen Paracelsus" und „Köthener Eremita" ausrief.[21]

Mächtige Impulse verdankte der medizinische Paracelsismus seit dem ausgehenden 19. Jahrhundert auch dem Arzt Franz Hartmann

---

19 Schlegel (o. J.; Vorwort 1907), 7.

20 Schlegel (o. J. (1939); mit Vorwort zur Erstausgabe 1915). – Inspiriert von Schlegel, genügte es Kunze (1929), Paracelsus einzig und allein aufgrund seines reformmedizinischen Strebens als Vorbild für zeitgenössische Anhänger Hahnemanns reklamieren zu können.

21 Siehe Fritsche (1954), 23; 41, 93, 110 u. ö.: Biographische Similien zwischen Hahnemann und Paracelsus; 54: Hahnemann besaß die „Einfalt eines Paracelsus, eines Goethe" (!). So etwa auch Fritsche (1953), 15; 31: „Dass Paracelsus und Hahnemann einander weitgehend ähneln, ist deutlich"; 35: Was die Zuordnung von Krankheit und Arznei betrifft, „ist Paracelsus gewisslich ein Vorläufer Hahnemanns". – Fritsches Paracelsus / Hahnemann-Idolatrie bekräftigt sein ausdrücklicher Beifall für einschlägige Darlegungen des Schriftstellers Hans Blüher, Fritsche (1954), 359, nämlich für Blüher (1949), 276–285: „Theophrastus Paracelsus und Samuel Hahnemann als nobilitierende Genien der Medizin". Hier heißt es: „Die Medizin hat sich [...] eines Doppelgenius bedient, des Paracelsus-Hahnemann"; „Hahnemann war Paracelsus" (!).

(1838–1912). In rabiaten Sturmläufen kontrastierte dieser paracelsistische Theosoph pauschaliter die akademische Medizin seiner Zeit, einen auf nichts als „auf hochmütiger Nichtswisserei gegründeten [...] Aberglauben", mit der Heilkunst eines Paracelsus, deren Leistungen sich auf einer Höhe befänden, zu der die moderne Wissenschaft in der Sicht Hartmanns „wohl erst in kommenden Jahrhunderten" gelangen werde. Die Medizin des Paracelsus verhalte sich zur Schulmedizin „gerade so wie die wahre, der göttlichen Selbsterkenntnis entsprungene Religion zu einer blinden, auf verkehrter und materialistischer Weltanschauung und Aberglauben beruhenden, geistlosen Scheinreligion; und wie bei einer Religion ohne Gotteserkenntnis", so handele es sich bei einer medizinischen „Wissenschaft ohne Erkenntnis der Wahrheit", der Wilhelminischen Schulmedizin, um einen „Fluch für die ganze Menschheit". Den schweren „Verirrungen der vom Staate geschützten und zum Morden privilegierten" Schulmediziner wehren, so rief der wirkmächtige Hartmann mit aller wuchtigen Entschiedenheit und Strenge eines fanatischen Dissidenten seinen Lesern zu. Dazu fähig sei nur eine kleine, „von hundert neidischen Argusaugen" der privilegierten „Kurpfuscher" überwachte, ob der schulmedizinischen „Verirrungen" nun aber wachsende Heilergruppe. Vor einer akademischen Ärzteschaft, „die den Kranken gegenüber nicht mehr als Helfer, sondern feindlich als Tyrannen" auftrete, vor einer kruden, im Sumpf einer „geist- und prinzipienlosen Materialiät" versunkenen Medizin der Moderne schützen könnten allein Paracelsisten, nämlich von Hohenheimschen Lehren geleitete „Naturheilkundige" bzw. „Naturärzte".[22]

Es sind dies alles gedankliche Scheidemünzen, wie sie in der Alternativmedizin vielenorts umliefen. Dies gilt freilich kaum für die Arzneimittellehren eines Rudolf Steiner (1861–1925),[23] wohl aber

22 Hartmann (o. J.), VI f., 7, 9f.

23 In medizinischen Erörterungen Steiners finden sich erstaunlich wenige ausdrückliche Bezüge auf Paracelsus, doch fehlen sie nicht ganz. Siehe Steiner (1974), Vorträge 1906/1907: Gelegentliche Paracelsuszitate (166, 172, 300); im Vortrag „Ernährungsfrage und Heilmethoden", 22. Oktober 1906 (164–176), figurieren nur Paracelsus und S. Hahnemann als Autoritäten;

verbreitete sie bald etwa Demeter Georgievitz-Weitzer alias Surya (1873–1949), einer der publizistisch regsamsten Herolde Hartmanns, der aber über seine umfängliche Publikationstätigkeit auf dem Felde der „Okkulten Medizin“ bzw. „Geheimmedizin“ hinaus auch naturheilkundlich praktizierte und laut Zeugnis etwa seines Briefwechsels mit dem Arztalchemiker Johann Dietzel (1869–1945) zeitweilig durchaus auch Zielsetzungen der laborantischen Alchemia transmutatoria metallorum zu verwirklichen suchte.[24] Im Übrigen führte in seinen immer auch auf praktische Anwendung Paracelsischer Lehren drängenden Schriften, in *Paracelsus – richtig gesehen* (1922)[25] oder *Die Spagyriker: Paracelsus – Rademacher – Zimpel* (1923) ein geradezu betäubend unkritischer Hagiograph die Feder, stand doch für Surya außer Zweifel, dass Paracelsus die nur wenigen Auserwählten vorbehaltene Universalarznei, „das große Elixier oder die rote Tinktur“, besessen habe,[26] ja dass der „Geist“ des Paracelsus, dieses „ärztlichen Universalgenies, wie es kaum in jedem Jahrtausend einmal“ auftrete,[27] nun eine „neue Reformation der Heilkunst“ bewirke, der Paracelsische

Steiner (1961), Vorträge 1920 vor Ärzten, 19f.: Paracelsus neben J. B. van Helmont als Autorität; Aufgriff der Archaeus-Vorstellung Hohenheims. – Zwar wurde Paracelsus von Steiner in seinen Frühschriften gelegentlich beachtet, könne sich doch ein Anthroposoph mit Paracelsus „innig verwandt fühlen“ und viel von Paracelsus lernen. Später dann aber wies ihm Steiner keine wissensgenealogische Rolle zu; der Name Paracelsus kommt gerade in medizinisch-pharmazeutischen Schriften Steiners „kaum mehr“ vor (so Müller-Jahncke, 1993, 245), ja bleibt schließlich ungenannt. Trotz thematisch weitläufiger Similien mit Paracelsismen (Antimon als Arznei, Astralleib-Vorstellung) ist in Steiner/Wegman (1925) von Paracelsus keine Rede. Dies hinderte aber nicht das Aufkommen anthroposophischer Paracelsisten vom Schlage etwa eines A. von Bernus. – Zur Medizin Steiners siehe die vorzüglichen Darlegungen von Jütte (1996), 237–261. – Jedenfalls bedarf die flinke Behauptung, dass „der Einfluss von Paracelsus auf [die] Anthroposophie [...] nicht zu bestreiten“ sei (Kästner, 2009, 120), einer quellengestützten Absicherung.

24 Duveen/Offenbacher (1951).

25 Surya (1938); [1]1922.

26 Surya (1923), 121; so auch Surya in seiner *Hermetischen Medizin* (1923), 100.

27 Surya (1938), 22.

„Geist“ die „materialistisch-mechanistische Weltanschauung“ der modernen „Schulwissenschaft“ zu Fall bringen werde.[28]

Nicht zuletzt begünstigten gemeinsame Zielsetzungen alternativmedizinischer Gruppen und nationalsozialistischer Gesundheitspolitiker etwa im Kampf gegen den „Materialismus“ der akademischen Medizin, dass sich „Heilpraktiker“ und „Naturärzte“ nach der nationalsozialistischen Machtübernahme im Aufwind befanden, und mit ihnen eine ihrer Leitgestalten: Paracelsus. Erinnert sei nur an den Nürnberger Gauleiter Julius Streicher und den Homöopathen Heinrich Will, die im Zeichen einer brutal-antisemitischen und „völkischen“ „Naturheilkunde“ 1933 den „Deutschen Bund für Volksgesundheit und Rassenpflege“ gründeten.[29] Paracelsus fand sich bei ihnen wieder zu einem „der größten Heil-Reformatoren“ entstellt und zu einem „Vorboten“ eben jener Heilkundigen ernannt, die gegen den Widerstand einer von Rudolf Virchow, Robert Koch, Emil von Behring und Paul Ehrlich repräsentierten und dem „krassesten medizinischen Materialismus“ verfallenen Hochschulwissenschaft einen „glückbringenden Aufstieg“ der Naturheilkunde eingeleitet hatten: Vincenz Priessnitz, Johann Schroth, Franz Anton Mesmer und Samuel Hahnemann.[30] Nicht von ungefähr gipfelte diese nationalsozialistische Barbarei 1935 in der Gründung eines nach Paracelsus benannten Instituts[31]

---

28 So Surya in seiner *Hermetischen Medizin* (1923), 68 u. ö. – Suryas eklektischer Paracelsismus war bereits in seinem Frühwerk virulent – siehe sein Plädoyer für Hohenheims Vier-Säulen-Medizin und Entienlehre in Surya (1909) – und hinterließ im Übrigen Spuren in der spagyrischen Praxis: Suryas medizinische Hermetik lieferte der Arzneimittelfirma „Solaris“ in Elzach/Südbaden gewisse Grundlagen; so Helmstädter (2001), 126.

29 Heyll (2006), 257–260.

30 Will (1935), 2–4. – Aufschlussreich auch die Dokumentation der Jahrhundertfeier der „deutschen Volksheilbewegung“ in Nürnberg 1936: *Umbruch des Gesundheitswesens im Geiste des Paracelsus* (1936), mit Beiträgen u.a. von J. Streicher und H. Will.

31 Verein Deutsche Volksheilkunde (1936). – Licht auf das Nürnberger „Paracelsus-Institut“ wirft auch Wachtelborn (1936): Hohenheims Lehren als Grundlage einer zu etablierenden „Deutschen Volksheilkunde“, praktiziert von „paracelsischen Ärzten“ und Heilpraktikern. – Im Soge seiner „natur-

und 1941 anlässlich seines 400. Todesjahres in Veranstaltungen, bei denen das „deutsche Volk, vertreten durch Partei, Staat und Wehrmacht“, in Paracelsus einen den Nationalsozialisten weltanschaulich nahe stehenden „Kämpfer“ und „Begründer eines deutschen Arzttums“ feierte,[32] ja einen medizinpolitischen „Führer“.[33]

Die hoffnungsfrohe Vorstellung mancher medizinisch-pharmazeutischer Arkanisten, mit keinem anderen als mit Paracelsus könne man eine im wissenschaftlich drapierten „Aberglauben“ verkommene Schulmedizin überwinden und einer Neuen Medizin Bahn brechen, beflügelte lebenslang auch einen solitären, maßgeblich von R. Steiners Anthroposophie geprägten Querdenker, der im frühneuzeitlichen Schrifttum zur Alchemia medica und Alchemia transmutatoria metallorum einschließlich seiner paracelsistisch tingierten Sprossformen des 19. Jahrhunderts grundsätzlich fachlich aktuelle, oft vorbildliche und sachlich weitgehend verbindliche Unterrichtswerke anerkannte und durch robust-ahistorische Zugriffe dieses sachliterarische Erbe zum Fundament sowohl seiner laborantischen Praxis als auch seiner alchemomedizinischen Lehrschriften machte, einen widerständigen Mann, den man eingedenk seiner im Labor „Soluna“ präparierten Spagyrica, aber auch seiner mehrmals gedruckten und ins Französische, Spanische und Italienische übersetzten Aufsatzsammlung *Alchymie und Heilkunst* als einen „großen deutschen Paracelsisten“ feiern sollte: den Dichter und Alchemiker Alexander von Bernus (1880–1965).[34] So fragte dieser schon zu Lebzeiten von Spagyrikern zum

heilkundlichen“ Annexion nahm der Nürnberger „Verlag Deutsche Volksgesundheit“ „einen der größten Geister der Menschheit“, Paracelsus, als rühmlichen „Vertreter der Weltanschauung von Blut und Boden“ und mithin als „Vorläufer des Dritten Deutschen Reichs“ in Beschlag (Anonymus, 1937, VII).

32 Conti (1941), 7, 11.

33 Gauamt für Volksgesundheit Württemberg (1941), Vorwort (anonym), 4: Paracelsus als „Vorbild“ und „Führer“ im aktuellen Bestreben nach einer „neuen“, „deutschen“, „naturgemäßen“, „auf biologischen Erkenntnissen aufgebauten Heilkunde“.

34 Zu diesem Dichteralchemiker siehe Stöckinger/Telle (1997); Telle (2004).

„Prinzen der neuzeitlichen deutschen Alchemisten“ stilisierte Arkanpharmazeut in einem 1916 veröffentlichten Porträtgedicht:[35]

Paracelsus, wo sind Ärzte
So wie du es warst vordem?
Der beschränkteste und schwärzste
Aberglaube ward System.

In schroffem Widerstreit mit der Schulmedizin, in stolzem Trotz auch gegenüber einer abstoßend rationalistisch verstandenen und auf „bloßem Schein“ gegründeten Naturwissenschaft wird die universitäre Ärzteschaft seiner Zeit von Bernus fachlicher Blindheit geziehen:

Nichts mehr mit alldem zu machen
Wissen sie, was du dereinst
Hinterließest, und sie lachen,
Auch nicht ahnend, was du meinst.

Sie, die achselzuckend sagen:
Du seist abergläubisch, sind
Allermeist damit geschlagen
Und vor Aberglauben blind.

Denn sie sehen nur die eine
Seite; ihre ganze Welt
Ist auf einem bloßen Scheine
Abergläubisch aufgestellt.

Und erwartungsgemäß wird nach dieser vernichtenden Kritik an der „blinden“ Schulmedizin in Prophetenmanier vom baldigen Sieg der Paracelsischen Heilkunst gekündet, einer auf „Schauen“ und dem „innerlichen Licht“ gegründeten Medizin:

Doch gerät sie erst ins Wanken,
Und die Axt liegt schon am Stamm,
Stürzt sie rasch auf ihrem schwanken
Boden in sich selbst zusamm.
Wieder dann wird auf dem Schauen

---

35 von Bernus (1916), 431f.

Und dem innerlichen Licht
Sich die Heilkunst auferbauen;
Und die so erschlossne Sicht

Wird das Wesen kennen lernen
Dessen, was man Krankheit nennt:
Influenzen von den Sternen,
Wirkungen vom Firmament,

Unsre eignen Rückstrahlungen
Von astralischer Natur;
Von der Seele her bezwungen
Werden können viele nur,

Dass das irgendwann zerstörte
Gleichgewicht uns wiederkehrt –
Dies und viel, was hergehörte,
Hast du schon vorlang gelehrt.

Paracelsus, vielbeschriener:
Sie all, die mit ihrem Schrein
Dich verunglimpft, deine Diener
Waren sie nicht wert zu sein.

Allerdings: nicht mikroskopisch,
Chemisch, physikalisch, nicht
Klinisch, anatomisch, topisch
Findet man das innere Licht.

Ist der Ärzte Zahl auch annoch
Klein, die sich zu dir bekennt:
Jedes Feuer, es begann noch
Erst zu glimmen, eh es brennt.

Zwei-, dreihundert Jahre ging es
Wohl so hin, doch was darauf
Folgt, wird anders – ein geringes
War das für den Zeitumlauf.

Paracelsus! „Von mir zeugen“
Sprachst du „werd ich nach dem Tod.“
Mochten sie dich lang verleugnen,
Heut beginnt dein Morgenrot.

Alexander von Bernus sollten im 20. Jahrhundert noch manche Menschen zur Seite treten, die in Paracelsus eine Leitfigur ihres medizinisch-pharmazeutischen Denkens und Handelns erblickten und emphatisch verehrten: In ihrer Spagyrik von Paracelsus inspirierte Praktiker wie etwa Conrad Johann Glückselig (1864–1934), seit 1914 ein zeitweiliger Helfer im Labor Bernus' auf Stift Neuburg in Ziegelhausen (bei Heidelberg),[36] oder der homöopathisch tätige Dichter, Occultapublizist und seit 1958 in München an einer Heilpraktikerschule lehrende Herbert Fritsche, der um eine „Alchymie des Homo Sapiens", verstanden als eine „Heilkunst via Paracelsus, Hahnemann und Mesmer" rang,[37] und sein Idol Paracelsus einer „dunklen Sucherschar" zurufen ließ:[38]

> Schaut, das Geglüh der Monde fließt auf mich hernieder,
> Wie hoch baut meinen Thron der Sterne spitzer Schrei,
> Der Sturm bricht an, die Rosse sind geschirrt! O Brüder,
> Wer Wahrheit will, der muss in meine Monarchei!!!

Schon bei einer nur flüchtigen Umschau in einschlägigen Schriftenmassen stößt man auf manchen weiteren – oft freilich in historiographischem Halbdunkel befindlichen – Paracelsisten von Einfluss und Rang, flankiert von zwei editionsphilologisch unzureichend gerüsteten, aber ärztlich befeuerten Paracelsicabearbeitern: „Soll es uns kalt lassen, dass Paracelsus Gicht, Steinbildungen, Schlaganfall, Epilepsie, Geisteskrankheiten, Infektionskrankheiten, Schwindsucht, Wassersucht und oft anscheinend auch den Krebs usw. heilen konnte und wir es in Unkenntnis seiner Schriften heute nicht mehr können?", so fragte Bernhard Aschner

---

36 Fritschi (1997), 14f.; Helmstädter (2001), 125. – Beachtung verdient, dass Glückselig 1916 über „Sulphur, Mercurius, Sal" publizierte (s. Sudhoff, 1931/32, 60, Nr. 963) und sich mittels Herausgabe prophetischer Paracelsica (1916) an der gegen Frankreich gerichteten Kriegspropaganda beteiligte. – Glückselig ist Ahnherr der „Phönix Laboratorium GmbH"/ Bonndorf.

37 Manuskriptnotiz vom 5. Februar 1951, zitiert nach Räderer (2007), 63.

38 „Parazelsus in Amsterdam" (1930), in: Telle (2008), 156 u. 300. – Siehe auch Räderer (2003): Mit Wiedergabe von Gedichten mit Paracelsusmotiven.

(1883–1960) in seiner Paracelsicabearbeitung,[39] dabei völlig unbekümmert, dass man von Seiten der historisch-kritisch bemühten Forschung aufgrund einer heiklen Quellenlage „fast nichts über die Natur und Wirksamkeit der Paracelsischen Kuren“ zu sagen weiß.[40] Aschner sah sogar „angesichts der von Paracelsus und seinen Zeitgenossen berichteten, uns heute kaum möglich erscheinenden Heilerfolge bei sonst schwer heilbaren oder unheilbaren Erkrankungen“ die Ärzteschaft geradezu „verpflichtet, [die] schwierigen Bereitungsweisen [Paracelsischer Arzneimittel] wenigstens in den Hauptpunkten nachzuprüfen und neuerlich auf ihre Heilwirkung zu untersuchen“.[41] – Durchaus weitgehend gleichsinnig ließ sich dann bald ein weiterer Paracelsicaherausgeber vernehmen, Josef Strebel (1884–1952). Auch dieser Arzt zeigte sich von der Aktualität bestimmter Lehren Hohenheims für den medizinischen Praktiker des 20. Jahrhunderts überzeugt, auch er erhoffte sich im Jahr 1948, laut Strebel in einer außergewöhnlichen „Krisenzeit“ der Medizin, praktisch wirksamen Beistand von Paracelsus.[42]

Bereits das Wirken eines A. von Bernus, B. Aschner oder J. Strebel verdeutlicht: Der deutsche Paracelsismus in Medizin und Pharmazie bewahrte sich auch in der zweiten Hälfte des 20. Jahrhunderts einige Kraft. In einem noch ungeschriebenen Werk über diese Phase paracelsistischer Alchemomedizin könnten beispielsweise Adolf Voegeli[43] und Hermann Ernst Helmrich, Ver-

39 Paracelsus, hg. Aschner, Bd. 2 (1928), Einleitung, IX.

40 So resümierend Pagel (1962), 3; so etwa auch Goltz (1995), 19: „Über das alltägliche ärztliche Tun des Paracelsus [wissen wir] so gut wie nichts“.

41 Paracelsus, hg. Aschner, Bd. 3 (1930), Einleitung, XI. – Siehe auch Aschner (1926): Flankiert vom Hinweis auf das vermeintlich „häufige Versagen“ der „lokalpathologisch orientierten Internen Medizin“ (ebd., 1472) machte sich Aschner zum Anwalt der (vom historischen Paracelsus bekämpften) Humoralpathologie; gleichwohl will Aschner „aus dem Studium des Paracelsus zahlreiche wertvolle Anregungen für die praktische Heilkunde empfangen“ haben (ebd., 1473).

42 Paracelsus, hg. Strebel, Bd. 6 (1948), Vorwort, 24.

43 Voegeli (1991): Ein Homöopath, der sich auf Hohenheims Entienlehre stützte (71–94) und Paracelsus als einen Kronzeugen für die Lehre aufrief,

fasser einer paracelsistischen *Spagyrik*,[44] einen Platz beanspruchen, auch Emil Fritz Scheller, der über *Langlebigkeit mit Paracelsus-Arzneien* belehrte (1977), und der Homöopath Hans Wienrich,[45] nicht zu vergessen Albert Riedel (1911–1984), Spiritus rector einer laborantischen „Paracelsus Research Society" und Anwalt einer paracelsierten Basilius-Valentinus-Alchemie,[46] und Riedels Adept Josef Lüthi (1935–2004),[47] oder der paracelsistische Spagyriker Manfred M. Junius (1929–2004).[48] Unser Annalist sollte nicht zögern, deutsche Paracelsisten unserer Tage zu würdigen, unter ihnen beispielsweise Hans-Josef Fritschi mit seiner der Paracelsischen Drei-Prinzipien-Lehre verschuldeten *Kräuterspagyrik, Paracelsische Pflanzen-Essenzen in der Naturheilkunde* (1990) und seiner *Spagyrik* (1997), Andreas Schulz (geb. 1965), der seine Arzneimittellehre ebenfalls auf Paracelsische Lehren gründete,[49] die Autorengespanne Wolfgang R. Auer und Helmut Reidlinger (1998),[50] Christina und Donato Casagrande (2000),[51] aber auch Ulrich Arndt (geb. 1961)[52] und Christoph Proeller, einen

dass ein Mittel als Substanz wirkungslos bleibe, während eine „substanzlose Hochpotenz" der gleichen Arznei die Heilung bewirke.

44 Helmrich (1977). – Aufschlussreich auch ein 1949 gehaltener Vortrag, in dem Helmrich (1952, 20 u. 28) das „geniale spagyrische Arzttum" Hohenheims feierte: Für „uns Paracelsisten", die „bestes altes Wissen wiederum neu [zu] verwerten" suchen, sei angesichts der „wieder wachsenden Bestrebungen" auf spagyrischen Gebieten Hohenheims Erbe ein „großes Geschenk".

45 Wienrich (1989 und 2005): Basis beider Schriften bildet „das arzneidiagnostische System des Paracelsus".

46 Riedel (1960 und 1970).

47 Siehe Gantenbein (2004).

48 Junius (1982).

49 Siehe Mäurer (2003).

50 Auer/Reidlinger (1998): Unter anderem Aufgriff der Hohenheimschen Entien- und Drei-Prinzipien-Lehre.

51 Casagrande (2000): In enger Anlehnung an den Paracelsisten A. von Bernus formulierte Arzneimittellehren.

52 Arndt (2001 und 2003): Publikationen über „Lebenselixiere nach den Lehren von Alchemie und Ayurveda". – Arndt assimilierte die Paracelsische Drei-Prinzipien-Doktrin und will seine Essenzen „nach originalen Labormethoden des Paracelsus" präpariert wissen, ja wirbt für ein „Original Para-

Anwalt der paracelsistischen Materia medica des Alexander von Bernus (2007). Schließlich wäre über zwei aus der aktuellen Naturheilpraxis erwachsene Werke mit den Titeln *Paracelsusmedizin* (2001)[53] und *Kräuterkunde des Paracelsus* (2006)[54] zu informieren, deren Urheber ohne sonderliche Vorbehalte dekretierten, dass Hohenheims Phytotherapeutik nichts weniger als „universelle Gültigkeit“ und immerwährende Geltung besäße und „in den meisten Fällen den modernsten wissenschaftlichen Untersuchungen“ standhielte,[55] im Übrigen aber das erhebliche Gewicht pflanzlicher Arznei in der Paracelsischen Medicina practica erneut in den Blick rückten, mithin das übliche Paracelsusbild vom hochmeisterlichen Zubereiter mineralischer Substanzen durchaus überzeugend zu relativieren halfen. Die vielleicht wichtigste Aufgabe unseres Annalisten aber dürfte es sein, dogmatische Eigenarten der gedanklichen Fundamente dieser und mancher weiterer Paracelsusrezipienten[56] zu beschreiben, dabei ihre jeweilige Nähe

celsus-Lebenselixier“, genannt “de longe vita“, mit der Angabe, dass es „erstmals gelang“, die „alte Rezeptur des Paracelsus“ auf der Basis von Gold, Perle und einigen Pflanzen nachzuarbeiten; siehe <http://www. edelstein-essenzen.de/buecher.php (12. November 2010)>.

53 Rippe et al. (2001).

54 Rippe/Madejsky (2006).

55 Rippe/Madejsky (2006), 9.

56 Zu nennen sind beispielsweise Weiss (1912), 28: Die Paracelsische Arkanenlehre gilt als „praktisch verwendbar und entwickelungsfähig“; Hofmann (1923, auch 2002); Leene (2008): Paracelsismus ohne Paracelsus; Tanner (1989): Der „erfolgreichste Arzt des Abendlandes“, Paracelsus, als Eideshelfer für ein Gesundheitsgerät („Kosmoton“); Hertzka/Strehlow (2002), Vorwort 7: Neben Hildegard von Bingen ist „der große Parazelsus“ die einzige namentlich genannte Autorität; Hornfisher (1998), 78f: Die Drei-Prinzipien-Lehre bildet Teil einer eklektischen Spagyrik; Sklenar/ Schwickert (ca. 2002); Hochmeier (2005): Paracelsus als Bausteinlieferant einer arkanpharmazeutischen Eklektik; Wiedergabe von Anweisungen zur Zubereitung Paracelsus zugeschriebener Elixiere (415–424, 453–457); hält „Laborseminare“: „Die geheimen Elixiere der Alchemisten am Beispiel des spagyrischen Aufschlusses von Weinstein nach Paracelsus, Thölde e.a.“ (Anzeige in *Gnostika, Jg. 13, Heft 41*, 2009, 96); Dane (2008), 28: Ein enthistorisierter Paracelsus („der Heiler in Person, so, wie ihn die Erde ähnlich den Propheten vielleicht einmal in 500 Jahren hervorbringt“) als Inbegriff alternativer Heilweisen und Heros einer „modernen Medizinrichtung der

Zukunft“; Zimmermann (2009): Paracelsus als Galionsfigur; Kerckhoff (2010), 92–115: Paracelsus zwischen Hildegard von Bingen und Hahnemann.

Herrn Priv.-Doz. Dr. Axel Helmstädter (Eschborn) schulde ich verbindlichen Dank für seine Hinweise auf Hohenheims Präsenz in der „JSO-Komplex-Heilweise“ (Richter/Schünemann, 2000, 13f.: Rezeption der Drei-Prinzipien-Lehre) sowie auf einige Unternehmen, die behaupten, Paracelsus in die Dienste ihrer Arzneiproduktion genommen zu haben. Es sind dies: Das „Institut für angewandte Spagyrik“, Hanau (gegründet 1994; praktiziert wird eine auf der Trennung der Paracelsischen Tria prima beruhende Arzneiherstellung), die „Pekana Naturheilmittel GmbH“, Kisslegg im Allgäu (Paracelsus als aktueller Spagyriker), die „Lemasor GmbH“, Püttlingen (Paracelsus als Eideshelfer für „isopathische“ Heilverfahren) und die „Hagalis Assoziation“, Aftholderberg (In die Heilmittelherstellung einbezogen wird die Spagyrik Hohenheims).

Ein „Forschungskreis Alchemie“ widmete sich schwerpunktmäßig der Paracelsischen Drei-Prinzipien-Lehre (Gnostika, Jg. 11. Heft 37. 2007, 101). Auf Paracelsus als Leitfigur stößt man auch in Schulen für Heilpraktker und Naturheilkunde („Deutsche Paracelsus Schulen für Naturheilverfahren GmbH“); so offerierte beispielsweise das „Zentrum für Naturheilkunde“ in München Heilpraktikern, Apothekern und Ärzten eine „Ausbildung in Medizin nach Paracelsus und praktischer Spagyrik“ (Gesamtprogramm. Herbst/Winter 2010/2011, 50); „Firmenfortbildungen“ galten paracesistisch tingierten Spagyrica C.-F. Zimpels der „Staufen-Pharma GmbH“, Göppingen, aber auch Präparaten A. von Bernus’ der „Laboratorium Soluna Heilmittel GmbH“/Donauwörth (ebd., 62f.) sowie „Alchemia Medica Quintessenzen in der Tradition von Paracelsus“, angeboten von der „Aurora Pharma AG“/Affoltern am Albis (ebd., 67). – Paracelsus leiht bestimmten alternativmedizinischen Veranstaltungen seinen Namen, so etwa der „Paracelsus Messe“ und deren „Paracelsus Journal“ (Freiburg/Breisgau November 2000 […] und öfter), ferner auch einem „Magazin für Naturheilkunde, Psychologie, Tierheilkunde und Wellness“, Organ ‚Freier Therapeuten‘ und von über dreißig „Paracelsus Schulen für Naturheilverfahren“ (<http://www.paracelsus-magazin.de/Stand: 15. Dezember 2010>). – Indikatorisch eine Fernsehsendung (Der Mensch ist des Menschen Medizin. Die Renaissance des Paracelsus. Film von Eva Gressel, Georg Lhotsky und Eva-Maria Stelljes. Erstausstrahlung: 3 sat TV-Programm, 2. Dezember 2010), über die es in einer werbenden Ankündigung des Senders (ORF/3sat) hieß, dass man derzeit „die Lehre“ Hohenheims „mehr denn je“ anwende, „immer mehr Ärzte und Ärztinnen“ nach Paracelsischen Lehren therapierten: „In dem Film kommen Menschen zu Wort, die sich mit der

bzw. Ferne zum Paracelsischen Erbe genauer zu bestimmen, Formen und Funktionen ihrer Paracelsicaaufgriffe, aber auch ihrer Paracelsismen ohne Paracelsus aufzuklären, ihrem Anteil an allgemeingesellschaftlichen Reformbewegungen nachzuforschen, insbesondere aber Stellung, Ausmaß und Reichweite ihrer von Paracelsismen unterfütterten Lehren im Wegestreit der neuzeitlichen Naturheilkunde und anderen alternativmedizinischen Richtungen zu kartographieren.

Paracelsus und frühneuzeitliche Signaturenlehren

Hohenheims Gesamtwerk besitzt eine thematisch enorme Spannweite – sie reicht bekanntlich von theologischen, astronomisch-astrologischen und sozialpolitischen bis hin zu medizinisch-naturphilosophischen Schriften. Aber allein schon die Medicinalien genügen, um einen Leser ob ihrer Ausmaße, sperrigen Sprache und verwirrenden Aspektvielfalt in Hilflosigkeit wenn nicht Schrecken zu versetzen. Viele neuzeitliche Paracelsisten freilich ließen einen Großteil des Paracelsischen Doktrinenschatzes rigo-

---

Lehre des Paracelsus beschäftigen und versuchen, sie im modernen Gesundheitsbetrieb anzuwenden".

Aufmerksamkeit verdienen schließlich auch Paracelsierungen des Paracelsismus völlig unverdächtiger Alternativmediziner, etwa des „Wunderheilers" Bruno Gröning (1906–1959); siehe Mildenberger (2008), 39. – Unter Hinweis auf die Präsenz von Ähnlichkeits- und Mikro/Makrokosmos-Lehren wurden der Arzneimittellehre von Wilhelm Schüssler (1821–1898), der „Blütentherapie" von Edward Bach (1886–1936) und der anthroposophischen Medizin Rudolf Steiners umstandslos-breitpinselig „Anklänge an Paracelsus" bescheinigt (Kästner, 2009, 117): Dabei blieb der schlichte Umstand außer acht, dass es sich bei Analogie- und Mikro/Makrokosmos-Gedanken um keine spezifisch Paracelsischen Lehren handelt.

Paracelsus wurden keineswegs nur in Schriften Altäre errichtet, in denen Alternativmediziner über ihre Theoreme und Praktiken informierten, sondern auch in Geschichtswerken aus alternativmedizinischen Federn. So nahm beispielsweise Brauchle (1951), 23–33 Paracelsus gemeinschaftlich mit Hippokrates und Christoph Wilhelm Hufeland als einen „Vorläufer" der „Naturheilkunde" in Beschlag, ja kürte ihn zu einem „Vorbild", „von dem wir (die „heiler") niemals abweichen sollten".

ros außer Acht und haben oft nur Signaturen- und Arzneimittellehren in die Dienste ihrer medizinischen Praxis gestellt. Mit neuem Leben erfüllt wurde dabei nichts als eine alterprobte Allianz.

In Antwort auf therapeutische Defizienzen der galenistischen Medizin hatten sich nämlich seit dem 16. Jahrhundert immer wieder Paracelsisten hervorgetan, die in Signaturenlehren einen Königsweg zur Verbesserung ihrer pharmakotherapeutischen Praxis erblickten. An diese einstigen Affinitäten zwischen dem medizinischen Paracelsismus und der Signatura-rerum-Kunst erinnerte bereits zwei Jahrzehnte nach dem Tode Hohenheims der Zürcher Universalgelehrte Konrad Gessner, der im Zuge seiner antiparacelsistischen Angriffe in Paracelsus einen „Thessalus redivivus", also einen Ausbund an ärztlicher Simplicität, zu brandmarken suchte, indem er unter ärztlichen Freunden die gerüchteartige Nachricht verbreitete, dass nach Paracelsischer Lehre alle Simplicien durch Himmelseinfluss eingeprägte und die Eigenschaften der jeweiligen Heilpflanze verratende Zeichen trügen, ja dass Paracelsus dieser abwegigen Lehre eine umfängliche Schrift *De notis naturae* gewidmet habe.[57]

Über ein Werk *De notis naturae* wurde über die Jahrhunderte nichts Näheres bekannt, doch hat das Paracelsische Credo, allein die „magica scientia" bzw. die Kunst, den sensus der „Zeichen" der „natürlichen Dinge" zu erkennen, gewähre sichere Aufschlüsse über die arzneilichen Tugenden der Pflanzen, nicht aber die Lehren eines Dioscurides oder Macer, medizinisch tätige Frühparacelsisten wie Michael Toxites oder Joseph Duchesne inspiriert und die Präsenz bestimmter Signaturenlehren jenseits pharmakotherapeutischer Bereiche etwa in den Physikotheologien eines Johann Arndt oder Jakob Böhme gefördert. Am wirkmächtigsten jedenfalls bekundete sich diese alte Allianz zwischen paracelsistischer Medizin und Signaturenlehren im oft gedruckten Traktat *De signatura rerum* des Paracelsisten Oswaldus Crollius, eines eklektisch-summatorisch verfahrenden Tradenten bereits von Giambattista Della Porta und weiteren Autoren formulierten Wis-

57 Siehe dazu Crollius, hg. Kühlmann/Telle (1996), 13f.

sens. Dargelegt findet man eine medizinische Semiotik, um den Arzt das „Buch der Natur“ mit „Augen des Gemüts“ lesen zu lehren. In den Bahnen eines in Similitudines verstrickten Denkens will Croll mit seinem Traktat *De signaturis* jene imaginativ begabten Menschen, die mit „innerlichen Augen“ zu schauen vermögen, dazu anleiten, aufgrund sichtbar-äußerer Merkmale die unsichtbar-inneren Kräfte und Tugenden der natürlichen Dinge erkennen zu können. Überdies wird analogisierend eine „angeborene Verwandtschaft“ zwischen bestimmten Pflanzen und menschlichen Körperteilen statuiert und das tertium comparationis zwischen dem „Wahrzeichen“ einer Arznei und dem „Wahrzeichen“ einer Krankheit festgelegt, damit die Heilperson dann nach einem keineswegs nur in der Medicina hermetica heimischen, sondern durchaus auch in anderen medizinisch-naturkundlichen Richtungen geläufigen, später am markantesten in der neuzeitlichen Homöopathie fortlebenden Grundsatz, dem Similia-similibus-Prinzip, gewisse Krankheiten bekämpfen kann. Crolls Signaturenlehre, seine „Anatomia harmonica“, bot mithin eine ärztliche „Magia inventrix“ (Findekunst), die im polypragmatischen Dschungel widerstreitender Lehren um 1600 pharmakotherapeutisches Handeln zu ermöglichen versprach.[58]

An einer Präsenz bestimmter Signaturenlehren im Werk Hohenheims kann kein Zweifel sein, doch schlug sie sich in nur wenigen verstreuten Äußerungen nieder. So steht denn die bedrückende Vielzahl an Darlegungen zur Paracelsischen Signaturenlehre in der neueren Historiographie, aber auch im komplementärmedizinischen Sachschrifttum in befremdlichem Kontrast zu der Tatsache, dass Paracelsus ärztlich bedeutsamen Signaturen nur sehr sparsame Angaben widmete. Der Anteil Hohenheims an Tradition und Ausformungen medizinischer Signaturenlehren scheint um so geringer, als es in diesem Zusammenhang nicht schmecken kann, dass zahlreiche Autoren den Abschnitt „De signatura rerum naturalium“ des pseudoparacelsischen Traktats *De natura rerum*

58 Zu Crollius und seiner Signaturenlehre siehe Crollius, hg. Kühlmann/Telle (1996); Telle (2008).

(gedruckt seit 1572) oder selbst die unter Hohenheims Namen flottierende Wendung von den Pflanzen als „irdischen Sternen" und den Sternen als „himmlischen Kräutern"[59] unbedenklich für Paracelsisch nehmen. Durchaus zutreffend hielt bereits ein paracelsistischer Homöopath, Emil Schlegel, offen enttäuscht dazu fest, das *Corpus Paracelsicum* biete in der causa Signaturenlehre einem Heilpraktiker eine nur „höchst dürftige Ausbeute", seien doch einschlägige Angaben im Werk Hohenheims „außerordentlich spärlich".[60] Zu erinnern ist ferner an die durchaus nicht dürftige Präsenz nichtparacelsischer Signaturenlehren im medizinisch-naturkundlichen Schrifttum der frühen Neuzeit. Handelt vor diesem Hintergrund nicht unbesonnen, so steht zu fragen, zeigt sich nicht historisch-kritisch unbekümmert, wer meint, naturheilkundlich belangvolle Signaturenlehren ohne sonderliche Umstände dem Konto Hohenheims gutschreiben zu dürfen?

Paracelsus und die Chemiatrie

In den Reihen paracelsistischer Mediziner, die auf therapeutisch belangvolle Leistungskräfte bestimmter Signaturenlehren setzten, befanden sich viele, die sich angesichts therapeutischer Fehlschläge und anderer Defizienzen von der aristotelisch-galenistischen Medizin der Hohen Schulen abkehrten, sich in die Arme der Alchemia medica warfen und seit dem 16. Jahrhundert am mächtigen Aufschwung der Chemiatrie in Praxis und Lehre beteiligten. Sie feierten in Paracelsus immer wieder einen Hochmeister und Entdecker alchemisch zubereiteter Arznei und trugen mit dieser Vorstellung maßgeblich dazu bei, dass man auch heute noch in Paracelsus eine nicht genug zu rühmende Lichtgestalt erblickt, auf deren Wirken das Aufkommen der pharmazeutischen Chemie zurückzuführen sei, ja dass heute wohl hauptsächlich der zutiefst alchemisch tingierte Paracelsus oder zumeist nicht minder bestimmten Alchemien verhaftete Paracelsisten an die einstigen

59 (Ps.-) Paracelsus, *De pestilitate*, hg. Huser, Tl. 3, 61.
60 Schlegel (1939), 65.

Beziehungen zwischen Medizin und Alchemie gemahnen. Darüber leicht vergessen wird die Tatsache, dass seit spätmittelalterlicher Zeit ein eng gespanntes Beziehungsnetz zwischen Alchemie und Medizin existierte, ein geradezu zwangsläufiges Resultat gemeinsamer Zielsetzungen sowohl ärztlichen als auch alchemischen Denkens und Handelns. Vor diesem Hintergrund scheint Hohenheims Anspruch, andere pharmazeutische Wege eingeschlagen zu haben als seine Zeitgenossen sonst, ein Anspruch, der von Paracelsisten durch die Zeiten oft umstandslos für bare Münze genommen werden sollte, nicht frei von anmaßend-hochfahrenden Zügen. Eingedenk auch des erheblichen Gewichts pflanzlicher Arznei gegenüber chemiatrischer Materia medica in der Paracelsischen Medicina practica ist es uns wider geläufige Ansichten verwehrt, in Paracelsus einen einzelgängerischen „Neuerer" bzw. „Begründer der Chemiatrie" zu rühmen, und verdeutlicht uns insbesondere die allgemeine Präsenz der Separatio-puri-ab-impuro-Doktrin unter Destillatoren des 15. und 16. Jahrhunderts, dass Paracelsus die Chemiatrie nicht gestiftet, sondern sich an der Seite vieler anderer Praktiker daran beteiligt hatte, eine bereits in lebhaftem Fluss befindliche Pharmazeutisierung der Alchemie weiter voranzutreiben. Handelt eingedenk dieser Vorgänge, die schließlich mit Theodor Zwinger in Basel, Joachim Tancke zu Leipzig und Johann Hartmann zu Marburg/Lahn hinter dem Schilde der Medizin zum Einzug der Alchemia medica in Hohe Schulen führen sollten, handelt ein Autor historisch-kritisch besonnen, wenn er durchaus im Schulterschluss mit manchen Spagyrikern des 20. Jahrhunderts bestimmte chemiatrische Präparate mit Hohenheims Namen verknüpft?

Hohenheims ärztliche Praxis

Will man nun Hohenheims Leistungen in der ärztlichen Praxis näher kennen lernen, so kann man auf Selbstzeugnisse hinweisen, in denen Paracelsus auf enorme Heilerfolge pochte und beispielsweise ungenannten Gegnern, die seine leibärztliche Kompetenz bestritten hatten, mit der Frage konterte: „Womit wöllet jhr das vrtheilen? dieweil ich doch offenbarlich Achtzehen Fürsten/ durch euch verlassen/ in Physica auffbracht hab? (ohne Rhum zu schreiben:) Dieweil ich auch in Niderland/ in der Romaney/ in Neapolis/ in Venedischen/ Dennmärckischen vnnd Niderländischen kriegen/ so trefliche Summa der Febrischen auffbracht/ vnnd ob den viertzigerlei Leibkranckheiten/ so in denselben funden worden/ in gesundtheit auffgericht. Soll auff solchs kein Leibartzt sein/ der euch die Lügen der Scribenten vnderkehrt [...]?"[61] Derartige inszenatorisch geschriebene Zeugnisse Paracelsischer Polemik für Facta-realia-Berichte zu nehmen wäre töricht, ebenso die vielen seit dem 16. Jahrhundert flottierenden Exempel paracelsistischer Erzähltraditionen, in denen sich Fiktivität und Faktizität heikel mischten: jene Erzählungen etwa über Hohenheims Heilungen todkranker Menschen in Basel und St. Veit und andere „unglaubliche Wundercuren" im Umkreis der Augsburger Fugger oder die von Michael Toxites 1574 festgehaltenen Heilungsgeschehen.[62] Ursprünglich im Paracelsistenlager entstanden, um Gegnern der Paracelsischen „Medicina nova" Paroli zu bieten, trugen diese mystifikatorischen Fallberichte, aber auch Paracelsische Mitteilungen über „höchst wunderbare" Wirkungen seiner Medikamente[63] maßgeblich dazu bei, dass in Paracelsus bis in unsere Tage ein ärztlicher Wundertäter erblickt worden ist. Dazu bleibt indes festzuhalten: Einzelheiten seiner medizinischen Praxis gerade im pharmakotherapeutischen Bereich entziehen sich auch nach über einem Jahrhundert historisch-kritischer Paracelsusforschung aufgrund einer intrikaten Quellenlage nur allzu oft einer näheren Kenntnis. Panegyrischen Behauptungen etwa des Naturheilkundigen Hans-Josef Fritschi, Hohenheims ärztliche Tätigkeiten hätten „oft sensationell wirkende Heilungen" bewirkt, „überall Aufsehen" erregt und „hauptsächlich auf spagyrisch aufbereiteten Arzneien"

61 Paracelsus, *Spitalbuch*, hg. Huser (1605), 310f.

62 Siehe Kühlmann/Telle (2004), 145f: Nachweise frühneuzeitlicher Historien über therapeutisch erfolgreiche Taten Hohenheims.

63 Sie vermögen immer wieder in ein zwischen verhaltener Skepsis und Akzeptanz schwankendes Staunen zu versetzen; siehe beispielsweise Papadopoulos (2008), 14.

beruht,[64] mangelt es an jedweder argumentativ-quellenbezogenen Absicherung.

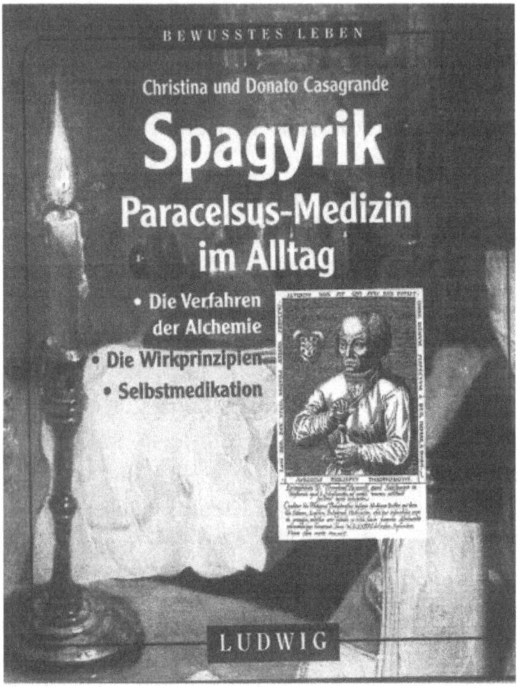

Casagrande, Christina und Donato, *Spagyrik.*
Paracelsus-Medizin im Alltag. München: Ludwig, 2000.
Umschlag, Vorderseite

Die von mannigfachen Mystifikationen frühparacelsistischer Provenienz charakterisierte Karriere Hohenheims vom gescheiterten Arzt zum kultisch verehrten Wundertäter, einem wahrhaft extraordinären Traumaturgen, der „Leichen hat beseelt",[65] nahm anfänglich nicht etwa ihren Ausgang von bestimmten Paracelsica; maßgeblich befördert hatte sie anfänglich ein seit 1554 durch die

64 Fritschi (1990), 29.

65 Quirinus Kuhlmann, *Grab Aureolus Theophrastus Paracelsus* (1671), hg. Telle (2008), 85, dazu S.274f.

Zeiten sehr oft gedruckter und von vielen Autoren fortgeschleppter Text, der noch heute auf der um 1550 entstandenen Grabplatte Hohenheims in der Salzburger St. Sebastianskirche zu lesen ist und in deutscher Übersetzung lautet:

> Hier liegt begraben Philippus Theophrastus, der ausgezeichnete Doktor der Medizin, der auch schwere Wunden („dira vulnera"), Lepra, Podagra, Wassersucht und andere unheilbar scheinende Krankheiten („insanabilia corporis contagia") durch seine Kunst auf wunderbare Weise („mirifica arte") heilte.

Wider diese in Marmor gemeißelte Rede vom Wunderheiler Paracelsus, der „auf wunderbare Weise" Podagra, Wassersucht, Lepra und „andere unheilbar scheinende" Krankheiten erfolgreich bekämpft habe, wurde freilich immer wieder Front gemacht. So erhob man wohl schon zu Lebzeiten Hohenheims den schwerwiegenden Vorwurf, Paracelsische Arzneien seien tödliche Gifte; und immerhin sah sich Paracelsus in seinen *Defensionen* genötigt, unter manchen anderen Beschuldigungen auch die massive Anklage, seine „Recept" seien nichts als „ein Gifft / Corrosiu / vnnd Extraction [...] aller bößheit vnnd gifftigkeit der Natur",[66] zu entkräften.

Harsche Nachrichten über therapeutische Fehlschläge des Paracelsus gehörten dann zum ehernen Bestand des antiparacelsistischen Argumentenarsenals. Spätestens seit den 1560er Jahren kursierten in der Respublica medica manche Fallberichte, die Paracelsus in das Licht eines lausigen Arztes tauchten, und es fehlt nicht an Äußerungen, nach denen die Heileffekte bestimmter Paracelsischer Präparate nur kurze Zeit angedauert hätten. So hielt beispielsweise der Basler Mediziner Theodor Zwinger 1562 über ein alchemisches Laudanum Hohenheims fest: „Multi enim quibus pharmaco hoc suo benedicto dolorem omnem exemerat, non multo post per caloris innati suffocationem et extinctionem interierunt / Viele derjenigen, die er [Paracelsus] mit seinem gesegneten Laudanum von allen Schmerzen befreite, starben kurze Zeit danach

66 Paracelsus, *Sieben Defensionen*, hg. Huser, Tl. 2, 169.

durch [...] Auslöschen der angeborenen Wärme". Oder in bestimmten Fassungen eines Paracelsus gewidmeten Briefes vom Jahre 1565 aus der Feder des Johannes Oporinus, eines ehemaligen Famulus Hohenheims in Basel, konnte man lesen, Paracelsus habe nicht länger als ein Jahr an ein und demselben Ort verweilt, hätten doch seine Heilerfolge über kein Jahr angehalten. Und bald dann warnte auch der Arzt Jacob Horst (1574), gestützt auf Aussagen noch lebender Augenzeugen, vor der Medizin der „Theophrastiner" mit der Angabe, Paracelsus habe „mit seinem Laudano viel aussgericht", doch „viele [Kranke] vnglückselig curiret".[67]

Allen solchen Einsprüchen wider Hohenheims Materia medica zum Trotze mangelte es durch die Zeiten bis in unsere Tage nicht an Heilpersonen, die ihre Arzneischränke mit Paracelsischen Präparaten füllen möchten. Abgesehen von der überaus bedeutsamen, gleichwohl von Lobrednern auf Paracelsus, den vermeintlichen „Begründer" der Chemiatrie, oft unbeachteten Tatsache, dass für den größten Teil der chemiatrischen Präparate des 17. Jahrhunderts eine unzweifelhaft Paracelsische Abkunft dahinsteht, sind jedoch die Schwierigkeiten, Paracelsische Arznei nachzuarbeiten, immens, denn diese Hemmnisse reichen von sprachlichen Hürden bis hin zu den mit dem Wort „Verunreinigungen" benannten Problemen.[68] Damit nicht genug, stößt man doch im Paracelsischen Werk auf zahlreiche Präparatenamen, aber nur auf sehr wenige

67 Siehe Kühlmann/Telle (2001), 437: Stellennachweise und Vermerk weiterer Frühzeugnisse therapeutischer Misserfolge. – So lange Sammlungen und kritische Untersuchungen der verstreuten Fallberichte über Hohenheimsche Fehlschläge ausstehen, mangelt allen Behauptungen, Paracelsus sei kein „guter Arzt" gewesen, habe zwar „spektakuläre Heilerfolge" erzielt, andererseits „von vornherein" therapeutisch desperate „Behandlungsstrategien" verfolgt, insbesondere „schwerkranke Patienten" „regelmäßig zu Tode kuriert", ja sich „durch sein eigenes spagyrisches Kurieren in elender Weise zu Tode gebracht" (so Keil, 1995, 37f.), fester Anhalt.

68 Siehe dazu die „experimentellen Nachprüfungen" Paracelsischer „Tinkturen" durch Dobler (1957 und 1958), der eigens betonte (1957), 250, dass seine laborantischen „Nachprüfungen wegen der Ungenauigkeit der überlieferten Texte manchmal großen Schwierigkeiten" begegnet sind.

Anweisungen, nach denen man – wenn überhaupt – Paracelsische Arzneien zubereiten könnte.

Zwar hatte Paracelsus seinen Zeitgenossen erklärt, er wolle nicht nur Lateiner, sondern „Jedermann“ mit medizinischem Lehrgut vertraut machen. Medizinisch-pharmazeutisches Wissen habe man nämlich „in die gemain“ zu bringen, müsse „inn erkanndtnuss des Gemeinen manns“ gelangen, und so wurde denn auch die verblümte Alchemikerdiktion von Paracelsus gemieden. Andererseits freilich hatte Paracelsus eine vorbehaltlose Mitteilung allen medizinisch-naturkundlichen Wissens abgelehnt und mit Blick auf beschränkte Rezeptionsfähigkeiten des „Gemeinen Manns“ die Darlegung „höheren“ Lehrguts unterlassen,[69] bestimmte alchemische Lehren ausdrücklich nur an die „Vnsern“, also an Koryphäen Paracelsischen Typs gerichtet, nicht aber an die „Commun der Völcker“ oder an „Idioten“, ja „auss vrsachen der Idioten“ bestimmtes Wissen durch absichtliche Nichtverschriftlichung geheim gehalten,[70] dazu auch „Humoristen“ (Akademikerärzten),[71] aber auch den „vagantischen Artzt“[72] gewisses Lehrgut ausdrücklich verschwiegen oder nur „erfahrenen“ Medizinern kundgetan.[73] Und in der Tat stößt man im *Corpus Paracelsicum* immer wieder auf „für uns unverständliche Vorschriften“ zur Arzneipräparation.[74] Nur „allzu oft“ hat Paracelsus „präzise Angaben bei seinen Rezepten unterlassen“.[75] Die sachschriftstellerische Aufgabe, klar verständliche und praktisch durchführbare Vorschriften zur Arzneipräparation zu formulieren, ließ Paracelsus weitgehend ungelöst; sie zu bewältigen blieb Arztalchemikern und anderen

69 Paracelsus, *Herbarius*, hg. Huser, Tl. 7, 80.

70 Paracelsus, *Archidoxen*, hg. Huser, Tl. 6, 3 und 8.

71 Paracelsus, *Herbarius*, hg. Huser, Tl. 7, 91: Anders würden seine „Perlin“ von diesen „Humoristen“ nur „in Koth getretten“; Paracelsus, *Von den natürlichen Dingen*, hg. Huser, Tl. 7, 175.

72 Paracelsus, *Kärntner Schriften*, hg. Huser, Tl. 2, Dedikation, 148.

73 Paracelsus, *Von Blattern [...] Zehn Bücher*, hg. Huser (1605), 301; ähnlich Paracelsus, *Herbarius*, hg. Huser, Tl. 7, 108: Es sei „nicht noth / alle ding den Vnwissenden in das Maul zukewen“.

74 Schneider (1972), 74.

75 Schneider (1981), 154.

Arzneibereitern durchaus auch vor, dann auch neben und nach Paracelsus vorbehalten, wobei man im Einzelfall oft nicht weiß, ob von Chemiatern des 16. und 17. Jahrhunderts an Paracelsica angeknüpft worden ist, ja selbst die Frage, ob gewisse Paracelsische Rezepte, wie man sie gelegentlich im frühneuzeitlichen Schrifttum chemiatrischen Inhalts eingestreut findet, tatsächlich aus der Feder Hohenheims stammen. Einige Aspekte dieser in der Sicht eines Fachmannes vom Range des Pharmaziehistorikers Wolfgang Schneider „bedrückenden Sachlage"[76] seien anhand einer chemiatrischen Arznei Hohenheims, seines einst weitbeschrienen Laudanums, knapp erläutert.[77]

Hohenheims Laudanum

In seiner Schrift *De gradibus* berichtete Paracelsus, man habe gegen ihn eine kleine Schrift mit dem Titel *Laudanum sanctum* gerichtet. Spätestens in Basel (1527) hatte also Laudanum zu den von Paracelsus bevorzugt gebrauchten Arzneien gehört. Dazu fügt sich, dass Paracelsus gerade dieses Heilmittel in seinen Schriften auffällig oft erwähnt, ja seinem Laudanum den Glanz eines wundersam wirksamen „arcanums" verlieh: „Ich [Paracelsus] hab ein Archanum/ hayß ich Laudanum/ ist vber das alles/ wo ehs zum tod raychenn will [das sogar wirkt, wo der Tod droht]".[78] Freilich ist oftmals fraglich, „was und ob in jedem Falle unter ‚Laudanum' dasselbe [Präparat] zu verstehen ist".[79] Überdies stößt man auf nicht „Laudanum" genannte Arznei, die indes als „Laudanum" gelten kann, so etwa auf ein Paracelsisches Schmerzmittel (Anonydum), das seit dem 17. Jahrhundert in der Crollschen *Basilica chymica* als das „Laudanum Paracelsi Laudatissimum" weithin bekannt gemacht worden ist. Jedenfalls ließ sich im *Corpus Paracelsicum*

76 So Schneider (1981), 158. – Siehe dazu auch Schneider (1961); Schneider (1993); Telle (1993).

77 Die folgenden Darlegungen zum Paracelsischen Laudanum beruhen auf Kühlmann/Telle (2004), 478–483; hier weitere Einzelnachweise.

78 Paracelsus (1536), Buch 1, Traktat 3, XLVIIr.

79 Kuhlen (1983), 207.

nur eine einzige Vorschrift zur Präparation einer ausdrücklich „Laudanum“ genannten Arznei ermitteln, die im Übrigen – abweichend von der großen Masse vergleichbarer Laudanum-Rezepte des 16. Jahrhunderts – kein Narcoticum wie etwa Opium enthält. Ferner zeigte sich, dass „laudanum praeparatum“ im Werk Hohenheims eine seit antiker Zeit arzneilich gebrauchte Cistus-Droge bezeichnet sowie ein Compositum, dessen Hauptbestandteil aus „materia perlata“ besteht.[80] Die Behauptung heutiger Anwälte einer sogenannten „Paracelsusmedizin“, dass Hohenheims Laudanum „aus einem alkoholischen Auszug aus reifen Wacholderkörnern, mit Gewürznelken zerstoßen, Rinde der Bilsenkrautwurzel und Opium“ bestand und „eine stark psychoaktive Substanz“ darstellte, die Paracelsus „erst auf seinem Sterbebett“ verraten habe,[81] wurzelt offenbar in einem der vielen Paracelsus untergeschobenen Texte. Dies festzustellen fällt um so leichter, als es sich bei dem „Laudanum Theophrasti“ spätestens seit den 1560er Jahren um eine in manchen Konkurrenzfassungen beschriebene Arznei handelt: Das laborantische Ringen des Paracelsisten Michael Toxites um das „wahre“ Laudanum, oder auch die ratlose Mitteilung des von Th. Zwinger um Hohenheims Laudanum-Rezept gebetenen Arztalchemikers Gulielmus Aragosius vom Jahre 1575, „es gebe in Österreich und Kärnten, Schlesien und Böhmen über hunderttausend [!] Paracelsisten, sowohl adlige wie gemeine Leute, Apotheker wie Ärzte, ja sogar Weiber; und jeder von ihnen besitze sein eigenes Laudanum [Paracelsi], jeder sein Aurum potabile. Jeder führe das gleiche Wort [nämlich laudanum] im Munde und meine wohl die gleiche Sache, allein sie kämen zu keinem gemeinsamen Ergebnis“. Solche Zeugnisse zeigen, dass unter Hohenheims Flagge schon im 16. Jahrhundert eine Vielzahl an Laudanum-Rezepten kursierte.

---

80 Sigerist (1941). – Zutreffend wurde von Moran (1991), 53 im Anschluss an Sigerist resümiert: “Whatever its name [nämlich der Name bestimmter Präparate], the point is that although Paracelsus made many remedies from opium, he never discussed laudanum among them“.

81 Rätsch (2001), 320. – So auch Kraushaar; Lieberherr (1996), 17.

Bereits im Jahre 1534 konnte Paracelsus in einem galenistischen Fachbuch von Christophorus Heyll lesen, er habe mit seinem einschläfernden bzw. betäubenden „Laudanum“ seine Patienten „reihenweise umgebracht“, seien sie doch nach Einnahme des Laudanums in der Regel am Schlag gestorben, unter ihnen, so wusste Heyll vom Hörensagen, auch der Basler Drucker Johann Froben. Einflussreiche Autoren wie der Zürcher Arzthumanist Konrad Gessner schlossen sich solchen vernichtenden Urteilen an. Einer paracelsistischen Laudanomanie freilich bescherten solche Einsprüche und Warnungen keinen Abbruch. Insbesondere tat seine Wirkung, dass Hohenheims einstiger Famulus, der Drucker und Graecist Johann Oporinus, 1565 in der causa Laudanum als Kronzeuge auftrat und die zwitterlichtige Fabel auftischte, Paracelsus habe mit seinem Laudanum mehrmals Tote lebendig gemacht: „Mit seinem Laudanum – so nannte er [Paracelsus] Pillen, die wie Mäusedreck aussahen, und die er nur in der äußersten Krise der Krankheit, wie eine heilige Medizin, anwandte – brüstete er sich so, dass er nicht zögerte zu versichern, allein damit [mit den Pillen] könne er Tote wieder lebendig machen, und das hat er mehr als einmal, während ich [Oporinus] bei ihm war, durch die Tat bewiesen“.[82] Im Banne weiterer Erzählungen, nach denen Paracelsus in Basel den Kanonikus Cornelius von Lichtenfels mit seinen Laudanum-Pillen von schwerer Krankheit geheilt, ja sein „Mäusedreck“ Jahre später Oporinus vor dem sicheren Tod bewahrt habe, erscholl im frühneuzeitlichen Paracelsistenlager immer wieder der frohlockende Ruf: „Laudanum Paracelsi numquam satis laudandum“. Fortan wucherte um das wundersame Laudanum Hohenheims ein heute nur schwer zu rodendes Lügengestrüpp, das durchaus auch in unseren Tagen luxuriert, wenn beispielsweise Drogenspezialisten mit stählerner Stirn behaupten, Hohenheims „Laudanum“ genannte „Patentmedizin“ sei durch die Jahrhunderte zur „meistkonsumierten Droge emporgestiegen“ und habe bis ins 20. Jahrhundert „in kaum einem Haushalt gefehlt“,[83] oder Histori-

82 Oporinus, Brief an Johann Weyer (1565), zitiert in der Übersetzung von Steinmann (1966), 5.

83 Kraushaar/Lieberherr (1996), 17f.

ker zu wissen meinen, Hohenheims „Opiumtinktur“ habe „neben Opium Gewürze wie Zimt, Nelken und Safran sowie Wein“ enthalten.[84] Ein Blick auf die stoffliche Beschaffenheit des von Paracelsus gebrauchten Laudanums, auf Indikationen und Wirkungen dieser seiner „heiligen Medizin“ wird uns jedoch vom Mystifikationendickicht weitgehend verwehrt.

Schlussbemerkungen

„Wie wirt es euch Cornuten ansehen [zumute sein]/ so ewer Cacophrastus ein Fürst der Monarchey sein wirt? [...] Wie dunckt euch, so Secta Theophrasti triumphieren wirt?“[85] Eine Antwort auf diese Hohenheimsche Frage fällt nicht schwer, denn von einem Triumph der „Secta Theophrasti“ konnte zu keiner Zeit die Rede sein. Paracelsus mag heute gelegentlich in medizinhistorisch tingierten Festreden triumphieren; in der pharmakotherapeutischen Praxis der akademischen Medizin fallen spezifisch Paracelsische Lehren nicht ins Gewicht.[86]

Andererseits aber bleibt festzuhalten, dass Paracelsus durchaus jenseits historisch-antiquarischer Interessen oder eines stumpfdumpfen Traditionalismus heute eine relativ ungewöhnliche Präsenz genießt, dass man eine facettenreiche Annexion bestimmter Paracelsischer oder paracelsistischer Lehren vorab in der Komplementärmedizin beobachten kann – von Historikerseite ungenügend beachtete Rezeptionsvorgänge, die sich vom sklavischen Nacharbeiten Paracelsischer Rezepte bis hin zu Paracelsismen ohne Paracelsus erfüllen. Etwas aktuell Bedeutsames für die medizinische Praxis zu sagen hat Paracelsus wohl hauptsächlich Menschen, die mit der sogenannten Schulmedizin zerfallen sind und

84 So Kästner (2009), 116.

85 Paracelsus, *Paragranum*, hg. Huser, Tl. 2, 10.

86 Selbst der üblichen Annexion gewisser Paracelsischer Lehren etwa im Zusammenhang mit Problemen der „Dosis-Effekt-Beziehungen“ in der heutigen Toxikologie wurde gewehrt; siehe Papadopoulos (2004), besonders 81.

unter Abweis „rationalistisch" geprägter Weltbilder nach neuen Wegen spähen, oft nach einer Art „Wiederverzauberung" unserer Welt verlangen und dabei Paracelsus im Licht einer fachlichen Autorität, wenn nicht einer vermeintlich weitgehend unangefochtenen Kultgestalt paradieren lassen. Mancher Betrachter mag diesen Hurraparacelsismus bedenklich finden, handelt es sich dabei doch oft um einen bis zur Unkenntlichkeit entstellten Paracelsus, begegnet da nur allzu oft eine Projektions- bzw. Identifikationsfigur, die den historischen Paracelsus weitgehend zum Verschwinden bringt.

Will man sich nicht unter Fabulanten mischen, gilt es möglichst strikt textbezogen zu historisieren und zu kontextualisieren: Paracelsus also nicht etwa zu einem „Arzt unserer Zeit" zu deformieren,[87] seine Widerborstigkeiten nicht einer Affirmation des Gegenwärtigen zu opfern, sondern gerade das Fremde, Befremdliche und Andersartige Paracelsischer Spekulation zu fassen und dabei vorab mythogene Potenzen aller Paracelsushistoriographie zurückzudrängen. Wer aber, so fragte ein Leser von Rang, der Arzt Carl Gustav Jung, wer schon könne die 2600 Folioseiten der Huserschen Paracelsusausgabe „gewissenhaft durchstudieren"? Und durchaus resignativ-leidigen Gefühls setzte Jung hinzu: „Paracelsus ist ein Meer – oder weniger freundlich – ein Chaos".[88] Eben diesem Chaos aber wäre nicht zuletzt mit einer historisch-kritischen Paracelsusausgabe zu wehren.

Kein Zweifel sollte freilich daran aufkommen, dass allein schon die geradezu bestürzende Fremdheit bzw. Alterität des Paracelsischen Werks[89] einen heutigen Leser nicht nur leichthin faszinie-

---

87 Geerk (1992). – Siehe etwa auch Schipperges (1994): Paracelsus wird zum „Wegweiser für unsere Zeit" stilisiert (137); Hohenheims „Erfahrungen" decken sich laut Schipperges „mit den Erfahrungen einer [...] modernen Medizin" (167). Um „aktuelle Bezüge" ging es auch Jütte (1994), 12, oder Schott (2010).

88 Jung (1942), 10.

89 So zeigte Papadopoulos (2004), 81, am Beispiel der Paracelsischen Arzneimittelpräparation, „wie weit entfernt die Anschauungen und Vorgehens-

ren, sondern auch produktiv inspirieren kann, ja dass die semantischen Potentiale der Hohenheimschen Hinterlassenschaft manchen heutigen Paracelsicaleser bei seinen Erkundungsgängen in medizinisch-pharmazeutischen Wissenslabyrinthen der Vergangenheit und Gegenwart und quecksilbrigen Vexierspielen von Erinnern und Vergessen durchaus zu bereichern vermögen.

In stolz-hochfahrender Polemik gegen alle ärztlichen Autoritäten seiner Zeit hatte sich Paracelsus zum „Monarchen" aller Mediziner aller Zeiten und Völker stilisiert und den gegnerischen Arzthumanisten zugerufen:[90] Ihr „müsset Mir nach/ ich nicht euch nach/ Ihr Mir nach/ Mir nach/ Auicenna, Galene, Rhasis, Montagnana, Mesue, etc. Mir nach/ vnd nit ich euch nach/ Ihr von Pariss/ jhr von Mompelier/ jhr von Schwaben/ jhr von Meißen/ jhr von Cöln/ jhr von Wien/ vnd was an der Thonaw vnd Rheinstrom ligt/ jhr Insulen im Meer: Du Italia, du Dalmatia, du Sarmatia, du Athenis/ du Griech/ du Arabs, du Israelita, Mir nach/ vnnd ich nicht euch nach". Abschließend seien indes allen Medizinern und Pharmazeuten, die auf diesen herrisch hämmernden Ruf hören und sich nach einer Renaissance Paracelsischer Lehren sehnen, an eine von Johann Wolfgang Goethe formulierte Einsicht erinnert:[91] „Es gibt kein Vergangnes, das man zurücksehnen dürfte, es gibt nur ein ewig Neues, das sich aus den erweiterten Elementen des Vergangenen gestaltet, und die echte Sehnsucht muss stets produktiv sein, ein neues Bessres erschaffen".

weisen des Paracelsus von unseren heutigen sind"; auch in einer weiteren Studie (2004), 76, machte Papadopoulos auf die „Andersartigkeit" Paracelsischer Lehren aufmerksam.

90 Paracelsus, *Paragranum*, hg. Huser, Tl. 2, 10.

91 Goethe (4. November 1823 in einem Gespräch mit Friedrich von Müller), hg. Herwig (1971), 611, Nr. 5316.

Notiz zum Paracelsicanachlass Kurt Goldammer

Der Paracelsicanachlass des Paracelsusforschers und Erstherausgebers zahlreicher Theologica Hohenheims, Kurt Goldammer (20. Januar 1916, Berlin – 7. Februar 1997, Amöneburg), wurde im Namen der Familie von Johann G. Goldammer (Freiburg/ Breisgau) der Universität Heidelberg und dem Stadtarchiv Salzburg anvertraut. – Die nach Heidelberg gelangten Bücher und Arbeitsmaterialien wurden 2001 im Germanistischen Seminar der Universität Heidelberg deponiert und 2007 der Universität Heidelberg geschenkt. Der Buchbestand wurde inventarisiert und katalogisiert (272 Titel) und ist seit 2010 über das Heidelberger Bibliothekssystem HEIDI recherchierbar. Außerdem wurden Sonderdrucke, 74 Schuber, 58 Mappen, drei Ordner, sieben Karteikästen und 33 Mikrofilme und weitere Arbeitsmaterialien, darunter Manuskripte, Notizen, Karteien und Briefe, erfasst. Dieser Bestand kann in der Bibliothek des Germanistischen Seminars der Heidelberger Universität genutzt werden. – Dem Stadtarchiv Salzburg wurden im August 2010 Korrespondenzen zur Paracelsus-Edition (ab 1941), zum Paracelsus-Lexikon (ab 1949), zur Internationalen Paracelsus-Gesellschaft in Salzburg (ab 1951) sowie Korrespondenzen *in paracelsicis* etwa mit Villach, Mainz, Marburg/Lahn und im Zuge wissenschaftlicher Arbeiten erfolgte Briefwechsel, insbesondere zu den Ausgaben theologischer Werke Hohenheims, übergeben. Der Bestand (17 Archivkartons; Signatur: Stadtarchiv Salzburg, PA/Privatarchivalien, Nr. 1242, 1–17) bereichert nun die bereits im Salzburger Stadtarchiv gehüteten Paracelsica wie etwa Archivalien der Internationalen Paracelsus-Gesellschaft zu Salzburg und wird im elektronischen Gesamtverzeichnis der künstlerischen und wissenschaftlichen Nachlässe in Österreich verzeichnet sein.

Joachim Telle
Heidelberg, im Dezember 2010

Literaturverzeichnis

Albertus, Frater (d.i. Albert Riedel), *The Alchemist's Handbook* (Manual for Practical Laboratory Alchemy). New York ^{3}1978 (Erstdruck: Salt Lake City/ New York 1960).

Albertus, Frater (d.i. Albert Riedel), *Praktische Alchemie im zwanzigsten Jahrhundert.* Eine Abhandlung über Forschung, Versuche und Erfolge aus aller Welt. Mit einem Vorwort von Siegfried Karsten. Salt Lake City/Utah 1970.

Anonymus, *Die höhere Medizin. Alchemista Redivivus oder die reelle Seite der Alchemie.* Hg. Anton Chaurand de Mailly. Berlin o.J. (1908; Talisman-Bibliothek 18).

Anonymus, *Die Arkanologie oder die Heilkunde der Alchemisten,* hg. Anton Chaurand de Mailly. Leipzig o.J. (1911; Osiris-Bücher 22).

Anonymus, „Vorwort" (1937), in: Michael Benedict Lessing, *Paracelsus. Sein Leben und Denken.* Neubearbeitung des im Jahre 1839 erschienenen Werkes. Nürnberg 1937.

Arndt, Ulrich, *Edelstein Essenzen.* Freiburg/Breisgau 2001.

Arndt, Ulrich, *Metall Essenzen.* Freiburg/Breisgau 2003.

Aschner, Bernhard, „Was können wir aus dem Studium der Werke des Paracelsus und der Geschichte der Medizin überhaupt für die heutige ärztliche Praxis lernen?", *Wiener Medizinische Wochenschaft 49* (1926), 1471–1473.

Auer, Wolfgang R.; Reidlinger, Helmut, *Spagyrik nach Paracelsus.* Neumarkt/ Steiermark 1998.

Becker, Christian August, *Das Aceton (Acetonol), der geheime Weingeist der Adepten, Spiritus Vini Lulliani s. philosophici, und seine medicinische Anwendung für Chemiker und Aerzte.* Mühlhausen/Thüringen ^{2}1867 (mit der Vorrede vom 30. Juni 1862 zur 1. Aufl. Mühlhausen 1862).

Becker, Christian August, *Der Boracit, das Geheimmittel des Paracelsus gegen den Stein.* Mühlhausen/Thüringen ^{2}1868 (^{1}1842).

Bernus, Alexander von, „Vorgesang der Neuen Zeit", *Das Reich, Jg. 1/Buch 3* (1916), 420–432.

Blüher, Hans, *Die Achse der Natur.* System der Philosophie als Lehre von den reinen Ereignissen der Natur. Stuttgart 1952.

Brauchle, Alfred, *Die Geschichte der Naturheilkunde in Lebensbildern.* 2., erw. Aufl. Stuttgart 1951 (1. Aufl.: *Naturheilkunde in Lebensbildern,* 1937).

Casagrande, Christina und Donato, *Spagyrik.* Paracelsus-Medizin im Alltag. München 2000.

Conti, Leonardo, „Festrede", in: *Paracelsus-Feier Salzburg.* Fest-Akt. 24. September 1941, hg. Paracelsus-Gesellschaft Salzburg. o.O. [Salzburg] o.J. [1941], 7–11.

Crollius, Oswaldus, *De signaturis internis rerum*. Die lateinische Editio princeps (1609) und die deutsche Erstübersetzung, hg. und eingeleitet von Wilhelm Kühlmann und Joachim Telle (Heidelberger Studien zur Naturkunde der frühen Neuzeit 5). Stuttgart 1996.

Dane, Michaela, *Die Geheimnisse des Paracelsus*. Alchemistische Heilpraxis für unsere Zeit. Berlin 2008.

Dobler, Friedrich, „Die chemische Arzneibereitung bei Theophrastus Paracelsus am Beispiel seiner Antimonpräparate", *Pharmaceutica Acta Helvetiae, Jg. 32. Nr. 5* (1957), 181–193, 226–252.

Dobler, Friedrich, „Die Tinctura bei Theophrastus Paracelsus von Hohenheim. Experimentelle Überprüfung seiner Haupttinkturen", *Veröffentlichungen der Internationalen Gesellschaft für Geschichte der Pharmazie N.F. 13*. Stuttgart 1958, 73–83.

Duveen, Denis; Offenbacher, Emil, *An Alchemical Correspondence in Germany Under the Nazi Regime*. Long Island City/New York 1951.

Franck, Sebastian, *Chronica Zeitbůch vnnd Geschichtbibell*. Ulm 1536.

Fritsche, Herbert, *Samuel Hahnemann. Idee und Wirklichkeit der Homöopathie*. Stuttgart ²1954 (1. Aufl. Bad Pyrmont 1942).

Fritsche, Herbert, *Erlösung durch die Schlange*. Mysterium, Menschenbild und Mirakel homöopathischer Heilkunst. Stuttgart 1953.

Fritschi, Hans-Josef, *Kräuterspagyrik*. Paracelsische Pflanzen-Essenzen in der Naturheilkunde. München 1990.

Fritschi, Hans-Josef, *Spagyrik*. Lehr- und Arbeitsbuch. Ulm 1997.

Gantenbein, Urs Leo, „Similia Similibus. Samuel Hahnemann und sein Schatten Paracelsus", *Nova Acta Paracelsica N.F. 13* (1999), 293–328.

Gantenbein Urs Leo, „Joseph Lüthi zum Angedenken", *Nova Acta Paracelsica N.F. 18* (2004), 157–159.

Geerk, Frank, *Paracelsus – Arzt unserer Zeit*. Leben, Werk und Wirkungsgeschichte des T[h]eophrastus von Hohenheim. Zürich 1992.

(Goethe, Johann Wolfgang), *Goethes Gespräche*. Eine Sammlung zeitgenössischer Berichte aus seinem Umgang auf Grund der Ausgabe und des Nachlasses von Flodoard Freiherrn von Biedermann, ergänzt und hg. von Wolfgang Herwig. Bd. 3., T. 1: 1817–1825. Zürich 1971.

Goltz, Dietlinde, „Paracelsus als Leitbild – Die Historiker und ihr Objekt", in: *Neue Beiträge zur Paracelsus-Forschung*, hg. Peter Dilg und Hartmut Rudolph (Hohenheimer Protokolle 47). Stuttgart 1995, 15–40.

Hartmann, Franz, *Die Medizin des Theophrastus Paracelsus von Hohenheim, vom wissenschaftlichen Standpunkte betrachtet*. Leipzig o.J.

Hartmann, Joseph, *Alchemie und Arkanologie im Gegensatze zur Schulmedizin*. Die Arkana, die Remedia divina der alten Alchemisten. Zürich 1888.

Hellwig, Albert, *Moderne Formen Okkulter Heilmethoden*. Berlin 1930.

Helmrich, Hermann Ernst, „Paracelsus und die Spagyrik", *Nova Acta Paracelsica, Jahrbuch 6* (1952), 19–33.

Helmrich, Hermann Ernst, *Spagyrik.* Alter Wein in neuen Schläuchen. Heidelberg 1977.

Helmstädter, Axel, *Spagyrische Arzneimittel.* Pharmazie und Alchemie der Neuzeit (Heidelberger Schriften zur Pharmazie und Naturwissenschaftsgeschichte 3). Stuttgart 1990.

Helmstädter, Axel, „Spagyrische Arneimittel", in: *Arzneimittel der komplementären Medizin,* hg. Jürgen Reichling et al. Eschborn 2001, 115–129.

Hertzka, Gottfried; Strehlow, Wighard, *Große Hildegard-Apotheke.* Freiburg/Breisgau, ^{8}2002 (^{1}1989).

Heyll, Uwe, *Wasser, Fasten, Luft und Licht.* Die Geschichte der Naturheilkunde in Deutschland. Frankfurt/M. 2006.

Hochmeier, Peter, *Der Weg des Sonnenfunkens.* Eine Zusammenschau naturkundlicher Überlieferungen. Vom Wesen der natürlichen Dinge [...] und [von] der praktischen Anwendung eines zeitlosen Wissensschatzes in Spagyrik und Alchymie. Mit einer Einführung in die Signaturenlehre. Schiedlberg/Österreich ^{2}2005.

Hofmann, Albert, Die Spagyrische Kunst als Behandlungmethode der okkulten Medizin. Entwicklungsgeschichte (Die Okkulte Welt. Nr. 97/98), Pfullingen 1923. – Auch in: *Moderne Alchemisten.* Alchemie im 20. Jahrhundert. Sammlung alchemistischer Texte. Sinzheim 2000, 275–314.

Hofmann, Albert, *Die spagyrische Kunst sowie über die hermetischen Massage-Öle des Paracelsus.* 2. Aufl., erg. u. bearb. Armin von Sebottendorf. Schäffern 2002 (Manuskriptdruck).

Hornfisher, Daniel (d.i. Daniel Schulten), *Löwe und Phönix.* Das große Handbuch der praktischen Spagyrik und Alchemie. Braunschweig 1998.

Jütte, Robert, Hg., *Paracelsus heute – im Lichte der Natur.* Heidelberg 1994.

Jütte, Robert, *Geschichte der Alternativen Medizin.* Von der Volksmedizin zu den unkonventionellen Therapien von heute. München 1996.

Jung, Carl Gustav, „Paracelsus als Arzt", in: Jung, Carl Gustav, *Paracelsica.* Zwei Vorlesungen über den Arzt und Philosophen Theophrastus. Zürich 1942, 9–41.

Junius, Manfred M., *Praktisches Handbuch der Pflanzen-Alchemie.* Wie man heilkräftige Essenzen, Tinkturen und Elixiere selbst zubereitet. Interlaken 1982.

Kästner, Ingrid, „Der jüngere Paracelsismus zwischen Spiritualiät und Wissenschaft", in: *Mystik und Natur.* Zur Geschichte ihres Verhältnisses vom Altertum bis zur Gegenwart, hg. Peter Dinzelbacher (Theophrastus Paracelsus Studien 1). Berlin 2009, 101–121.

Keil, Gundolf, „Paracelsus und die neuen Krankheiten", in: *Paracelsus.* Das Werk – die Rezeption. Beiträge des Symposiums zum 500. Geburtstag von Theophrastus Bombastus von Hohenheim [...] an der Universität Basel am 3. und 4. Dezember 1993, hg. Volker Zimmermann. Stuttgart 1995, 17–46.

Kerckhoff, Annette, *Warum krank? Wie heilen? Konzepte einer Anderen Medizin.* Stuttgart 2010.

Kraushaar, Beat; Lieberherr, Emilie, *Drogenland in Mafiahand*. Entwicklung, Kommentare und Materialien zur Drogensituation in der Schweiz. Zürich 1996.

Kühlmann, Wilhelm; Telle, Joachim, *Der Frühparacelsismus*. Erster Teil, hg. und erläutert (Corpus Paracelsisticum 1). Tübingen 2001.

Kühlmann, Wilhelm; Telle, Joachim, *Der Frühparacelsismus*. Zweiter Teil, hg. und erläutert (Corpus Paracelsisticum 2). Tübingen 2004.

Kuhlen, Franz-Josef, *Zur Geschichte der Schmerz-, Schlaf- und Betäubungsmittel in Mittelalter und früher Neuzeit* (Quellen und Studien zur Geschichte der Pharmazie 19). Stuttgart 1983.

Kunze, Gustav, *Parazelsus und die Reform der medizinischen Wissenschaft*. Berlin 1929.

Latz, Gottlieb, *Die Alchemie, das ist die Lehre von den großen Geheim-Mitteln der Alchemisten und den Speculationen, welche man an sie knüpfte*. Bonn 1869.

Leene, Henk, *Die Alchemie der Metalle*. Der Wandlungsprozess zum Heil bei Paracelsus. Radeberg 2008 (erstmals Kassel 1975).

Mäurer, Irmhild, „Zeitgemäße Alchemie. Das Laboratorium der Hagalis-Assoziation eröffnet Zukunftsperspektiven", in: *Hermetik & Alchemie*. Betrachtungen am Ende des 20. Jahrhunderts, hg. Karin Figala und Helmut Gebelein. Gaggenau 2003, 181–195.

Mildenberger, Florian, „Heilstrom durch den Kropf. Leben, Werk und Nachwirkung des Wunderheilers Bruno Gröning (1906–1959)", *Sudhoffs Archiv 92* (2008), 35–64.

Moran, Bruce T., *Chemical Pharmacy Enters the University*. Johannes Hartmann and the Didactic Care of Chymiatria in the Early Seventeenth Century. Madison/Wisconsin 1991.

Müller-Jahncke, Wolf-Dieter, „Paracelsus und die Anthroposophie. Rudolf Steiners Paracelsusbild", in: *Paracelsus. Keines andern Knecht...*, hg. Heinz Dopsch et al. Salzburg 1993, 243–246.

Müller-Jahncke, Wolf-Dieter; Reichling, Jürgen, Hgg., *Arzneimittel der Besonderen Therapierichtungen*. Historische Grundlagen und heutige Anwendung. Heidelberg 1996.

Obst, Helmut, *Karl August Lingner, ein Volkswohltäter?* Kulturhistorische Studie anhand der Lingner-Bombastus-Prozesse 1906–1911. Göttingen 2005.

Pagel, Walter, *Das medizinische Weltbild des Paracelsus*. Seine Zusammenhänge mit Neuplatonismus und Gnosis (Kosmosophie 1). Wiesbaden 1962.

Papadopoulos, Georgios, „Die Arzneimittel des Paracelsus. Theoretische und weltanschauliche Grundlagen ihrer Bereitung und Anwendung", *Salzburger Beiträge zur Paracelsusforschung 37* (2004), 76–100.

Papadopoulos, Georgios, „Gift, Arznei und Dosis bei Paracelsus", *Nova Acta Paracelsica N.F. 18* (2004), 61–82.

Papadopoulos, Georgios, „Die Hinfälligkeit des Menschen und die Möglichkeit des Gesundseins bei Paracelsus", *Manuskripte. Thesen. Informationen 26* (2008), 8–16.

Paracelsus, *Große Wundartzney*. Augsburg 1536.

Paracelsus, *Bücher vnd Schrifften*, hg. Johannes Huser, Teile 1–10. Basel 1589–1591.

Paracelsus, *Chirurgische Bücher vnd Schrifften*, hg. Johannes Huser. Straßburg 1605.

(Paracelsus), *Prophezeiungen des Theophrastus Paracelsus*: Vom Deutschen Felsen, an welchem die Franzosen zerschellen, hg. Conrad Johannes Glückselig. Lorch/Württemberg 1916.

Paracelsus, *Schriften*, hg. Hans Kayser. Leipzig 1921.

Paracelsus, *Sämtliche Werke*. [...] In neuzeitliches Deutsch übersetzt [...] von Bernhard Aschner. Bde. 2/3. Jena 1928/30.

Paracelsus, *Sämtliche Werke in zeitgemäßer Kürzung*, Bd. 6 (Klinikband 1), hg. Josef Strebel. St. Gallen 1948.

Paracelsus, *Theologische Werke 1: Vita Beata – Vom seligen Leben*, hg. und eingeleitet von Urs Leo Gantenbein unter Mitarbeit von Michael Baumann und Detlef Roth (Neue Paracelsus-Edition 1). Berlin/New York 2008.

Paracelsus-Gedächtnis-Ausstellung zur Feier der 400. Wiederkehr des Todestages von Aurelius Theophrastus Bombastus von Hohenheim, genannt Paracelsus, geboren 1493, gestorben 1541, hg. Gauamt für Volksgesundheit Württemberg. Stuttgart 1941.

Proeller, Christoph, *Alchemia medica*. Alchemie und Spagyrik nach Alexander von Bernus. Eine geistige Reise durch den Kosmos. Hohenfurch 2007.

Rademacher, Johann Gottfried, *Rechtfertigung der von den Gelehrten misskannten verstandesrechten Erfahrungsheillehre der alten scheidekünstigen Geheimärzte*, 2 Bde. Lorch 1939 (Nachdruck der 3. Aufl. Berlin 1848; mit der Vorrede vom 1. April 1841 zur Erstausgabe Berlin 1841).

Räderer, Olaf, „Herbert Fritsche (1911–1960). Grenzgänger im Niemandsland", *Nova Acta Paracelsica N.F. 17* (2003), 63–122.

Räderer, Olaf, „Dr. Herbert Fritsche – Konstitutioneller Grenzgänger und Grenz überschreiter (1911–1960)", *Gnostika 11, Heft 36* (2007), 37–50; *Heft 37* (2007), 52–65.

Rätsch, Christian, „Epilog: Geistbewegendes bei Paracelsus", in: *Paracelsusmedizin*. Altes Wissen in der Heilkunst von heute, hg. Olaf Rippe et al. Aarau 2001, 315–325.

Reichling, Jürgen et al., Hgg., *Arzneimittel der komplementären Medizin*. Eschborn 2001.

Richter, Herta; Schünemann, Michael, *Spagirisch heilen*. Die ISO-Komplex-Heilweise. München 2000.

Rippe, Olaf; Madejsky, Margret et al., *Paracelsusmedizin*. Altes Wissen in der Heilkunst von heute. Philosophie. Astrologie. Alchimie. Therapiekonzepte. Aarau 2001.

Rippe, Olaf; Madejsky, Margret, *Die Kräuterkunde des Paracelsus*. Therapie mit Heilpflanzen nach abendländischer Tradition, Naturphilosophie, Signaturenlehre, Astrologie der Heilkräuter, Alchimie und Spagyrik, Magie mit Heilpflanzen, Heilpraxis. Baden/München 2006.

Scheidegger, Edwin, „Paracelsus und Rademacher", *Nova Acta Paracelsica, Jahrbuch 6* (1952), 34–46.

Scheller, Emil Fritz, *Langlebigkeit mit Paracelsus-Arzneien*. Versuch einer Geriatrie nach Paracelsus. Heidelberg ^{2}1979 (^{1}1977).

Schipperges, Heinrich, *Paracelsus – heute*. Seine Bedeutung für unsere Zeit. Frankfurt/M. 1994.

Schlegel, Emil, *Paracelsus in seiner Bedeutung für unsere Zeit*. Heilkunde, Forschungsprinzipien, Religion. München o.J. (Vorwort 1907).

Schlegel, Emil, *Religion als Arznei Das ist Herr Gotts Apotheke erfindungsreiche Heilkunst Signaturenlehre als Wissenschaft*. Radebeul/Dresden o.J. (^{4}1939), mit dem Vorwort vom Januar 1915 zur 1. Aufl. Radebeul 1915.

Schneider, Wolfgang, „Der Wandel des Arzneischatzes im 17. Jahrhundert und Paracelsus", *Sudhoffs Archiv 45* (1961), 201–215.

Schneider, Wolfgang, „Arzneirezepte von Paracelsus", *Medizinhistor. Journal 16* (1981), 151–166.

Schneider, Wolfgang, „Paracelsus und das Antimon", in: *Mein Umgang mit Paracelsus und Paracelsisten*. Beiträge zur Paracelsus-Forschung, besonders auf arzneimittelgeschichtlichem Gebiet. Frankfurt/M. 1982, 71–76,

Schneider, Wolfgang, „Paracelsus als Pharmazeut", in: *Paracelsus. Keines andern Knecht...*, hg. Heinz Dopsch et al. Salzburg 1993, 161–165.

Schott, Heinz, „Blinder Fleck oder Projektionsfigur? Paracelsus und der medizinische Pluralismus heute", in: *Paracelsus im Kontext der Wissenschaften seiner Zeit. Kultur- und mentalitätsgeschichtliche Annäherungen*, hg. Albrecht Classen (Theophrastus Paracelsus Studien 2). Berlin 2010, 217–228.

Schultz, Carl Heinrich, *Die homöobiotische Medicin des Theophrastus Paracelsus in ihrem Gegensatz gegen die Medizin der Alten, als Wendepunkt für die Entwickelung der neueren medizinischen Systeme und als Quell der Homöopathie*. Berlin 1831.

Sigerist, Henry E., „Laudanum in the works of Paracelsus", *Bulletin of the history of medicine 9* (1941), 530–544.

Sklenar, Rudolf; Schwickert, Friedrich, *Astro-Medizin als Lebenshilfe*. Krankheitsfrüherkennung aus dem Geburtshoroskop. Neubearbeitung mit Darstellung der Grundlagen von Paracelsus durch Frank Hofmann. Manuskriptdruck, 2. Aufl. Schäffern o.J. [ca. 2002].

Stanelli, Rudolf, *Die Cellular-Therapie als Heilkunst des Paracelsus in ihrem Gegensatz zur Cellular-Pathologie und wissenschaftlichen Medicin*. Wien 1881.

Stanelli, Rudolf, *Die Zukunfts-Philosophie des Paracelsus als Grundlage einer Reformation für Medicin und Naturwissenschaften*. Moskau 1884.

Steiner, Rudolf, *Geisteswissenschaft und Medizin.* Zwanzig Vorträge [...] 1920 vor Ärzten und Medizinstudierenden. Dornach 1961 (1. Aufl. Basel 1937).

Steiner, Rudolf, *Ursprungsimpulse der Geisteswissenschaft.* Christliche Esoterik im Lichte neuer Geist-Erkenntnis. Einundzwanzig Vorträge, gehalten [...] 1906–1907 in Berlin. Dornach 1974 (Gesamtausgabe Bd. 96).

Steiner, Rudolf; Wegman, Ita, *Grundlegendes für eine Erweiterung der Heilkunst nach geistes-wissenschaftlichen Erkenntnissen.* Dornach 1925 (Gesamtausgabe Bd. 27).

Steinmann, Martin, *Johannes Oporinus.* Ein Basler Buchdrucker um die Mitte des 16. Jahrhunderts (Basler Beiträge zur Geschichtswissenschaft 105). Basel 1967.

Stöckinger, Annelies; Telle, Joachim, *Die Alchemiebibliothek Alexander von Bernus in der Badischen Landesbibliothek Karlsruhe.* Katalog der Drucke und Handschriften. Wiesbaden 1997.

Sudhoff, Karl, „Nachweise zur Paracelsus-Literatur. Nr. 1–1089 [recte 1080]". Beilage zu *Acta Paracelsica 1–5* (1930–32).

Surya, G. W., *Paracelsus – richtig gesehen!* Historisch-Kritische Studie. 2., verb. u. erw. Aufl. Lorch 1938 (^{1}1922).

Surya, G. W., *Die Spagyriker: Paracelsus. Rademacher – Zimpel* (Sammlung „Okkulte Medizin" 10). Berlin-Pankow 1923.

Surya, G.W., *Hermetische Medizin. Stein der Weisen. Lebenselixiere* (Sammlung „Okkulte Medizin" 11). Berlin-Pankow 1923.

Surya, G. W., *Okkulte Medizin.* Leipzig 1909.

Tanner, Theodor, *Rund um das Kosmoton.* [...] Die wahre Gesundheitskunde und die wahre Heilkunde nach Paracelsus. St. Goar 1989.

Telle, Joachim, „Paracelsus als Alchemiker", in: *Paracelsus und Salzburg.* Vorträge bei den Internationalen Kongressen in Salzburg und Badgastein anlässlich des Paracelsus-Jahres 1993, hg. Heinz Dopsch und Peter F. Kramml (Mitteilungen der Gesellschaft für Salzburger Landeskunde, Ergänzungsbd. 14). Salzburg 1994, 157–172.

Telle, Joachim, „Dichter als Alchemiker. Vier Briefe von Gustav Meyrink an Alexander von Bernus", in: *Fremdsprachenphilologie.* Festschrift für Friedrich Strack, hg. Hans-Günther Schwarz et al. München 2004, 357–379.

Telle, Joachim, Hg., *Paracelsus im Gedicht.* Theophrastus von Hohenheim in der Poesie des 16. bis 21. Jahrhunderts. Eine vielsprachige Anthologie unter Mitwirkung von Sven Limbeck. Hürtgenwald 2008.

Telle, Joachim, „Croll", in: *Killy Literaturlexikon,* Bd. 2 (2008), 504–506.

Umbruch des Gesundheitswesens im Geiste des Paracelsus. Forderungen der deutschen Volksheilbewegung auf ihrer Jahrhundertfeier Pfingsten 1936 in Nürnberg (Schriften des Vereins Deutsche Volksheilkunde 4). Nürnberg 1936.

Verein Deutsche Volksheilkunde, Hg., *Gründung und Aufgaben des Paracelsus-Instituts.* o.O. [Nürnberg] o.J. (1936).

Voegeli, Adolf, *Heilkunst in neuer Sicht.* Ein Praxisbuch. Heidelberg [7]1991 ([1]1955).

Wachtelborn, Karl, *Künder der Volksheilkunde Paracelsus der deutsche Arzt.* Mit einer Einleitung von W. von Brehmer (Schriftenreihe des Vereins Deutsche Volksheilkunde 3). Nürnberg 1936.

Weiss, Carl, *Die Arkana des Theophrastus von Hohenheim.* Stuttgart o.J. (1912).

Wienrich, Hans, *Homöopathie in der Zahnheilkunde.* Willebadessen 2005 (1. Aufl. Regensburg 1982).

Wienrich, Hans, *Das Immunsystem in der Auslegung der Medizin, im historischen Rückgriff aus der Sicht des Paracelsus.* Eine homöopathische Monographie. Willebadessen 1989 (dass.: *Das Immunsystem und die Homöopathie.* Willebadessen 2006).

Will, Heinrich, „Medizin und Volk“, *Deutsche Volksgesundheit aus Blut und Boden!* Jg. 3, Nr. 18, 15. September 1935, 1–4.

Zimmermann, Gabriele, *Das Heilwissen des Paracelsus.* München 2009.

(Zimpel, Carl-Friedrich) *Dr. Zimpels Heilsystem.* Handbuch der Spagyrischen Heilkunst (Ars spagyrica Paracelsi). Bearbeitet von Carl Zimpel. 11. Aufl. Göppingen o.J. (Vorwort 1924).

Nova Acta Paracelsica, N.F. 24&25 (2010/11), Seiten 63–101

Paracelsus und die alternative Medizin

GEORGIOS PAPADOPOULOS

Der Raum der so genannten ‚alternativen Medizin' – bzw. der alternativen Therapierichtungen – ist bekanntlich heute sehr ausgedehnt.[1] Manche Repräsentanten verschiedener heutiger alternativer Therapierichtungen berufen sich unter anderem auf Paracelsus – entweder in dem Sinne, dass sie ihr Heilsystem als Fortsetzung bzw. Weiterentwicklung des paracelsischen betrachten wollen,[2] oder aber auch, indem sie behaupten, sie verwendeten heute (teilweise) die Heilmethoden des Paracelsus selbst. Andere geben den Namen des Paracelsus ihren Einrichtungen, ohne klar

---

Anlass für mich, diesen Aufsatz zu schreiben, waren zwei Vorträge ähnlichen Inhalts von Joachim Telle, gehalten in Athen, 23.1.2009, und in Basel, 3.10.2009, zum Thema „Theophrastus von Hohenheim – Irrlehrer oder Leitgestalt einer Alternativmedizin des 21. Jahrhunderts?" Der Text der Vorträge wurde mir von Prof. Telle zur Verfügung gestellt. Da er erst in diesem Band gedruckt wird, kann ich noch nicht daraus zitieren. Mein Text soll hier als eine parallele Behandlung eines ähnlichen Themas aus einem anderen Blickpunkt betrachtet werden.

1 Ich werde hier nicht weiter darüber diskutieren, was zur alternativen Medizin gerechnet werden soll und was nicht. Robert Jütte umschreibt diesen Bereich wie folgt: „Als ‚alternativ' werden im folgenden Heilweisen bezeichnet, die in einer bestimmten medikalen Kultur, die selbst wiederum einem historischen Wandlungsprozess unterworfen ist, zu einem bestimmten Zeitpunkt oder über einen längeren Zeitraum von der herrschenden medizinischen Richtung mehr oder weniger stark abgelehnt werden, weil sie die Therapieformen der herrschenden medizinischen Richtung teilweise oder völlig in Frage stellen bzw. auf eine unmittelbare und grundlegende Änderung des medizinischen Systems abzielen. Alternativ bedeutet in diesem Zusammenhang auch, dass diese Therapierichtungen von sozialen Bewegungen oder bestimmten gesellschaftlichen Gruppen getragen werden." (Robert Jütte, *Geschichte der Alternativen Medizin*. München: Beck, 1996, 13).

2 D.h. sie wollen Paracelsus als ihren Vorfahren betrachten, etwa wie die gleichen oder andere Hippokrates als ihren Vorfahren betrachten wollen.

zu machen, welche Beziehungen zwischen ihnen und Paracelsus bestehen.[3]

Wenn man diesen riesigen Markt ansieht, innerhalb dessen natürlich zu einem großen Ausmaß die Regeln der Marktwirtschaft und der Werbung herrschen, kann man füglich daran zweifeln, ob all dies etwas mit Paracelsus zu tun hat.

Auf der anderen Seite gibt es die moderne ‚orthodoxe' Medizin und die mit ihr verbundenen Medizinhistoriker (auch Paracelsusforscher). Diese wollen Paracelsus mit den Maßstäben der modernen Medizin beurteilen – auch wenn sie ihn als „Vorläufer der modernen Medizin" preisen – und nicht verstehen können, dass die Medizin des Paracelsus etwas ganz Andersartiges war, ein anderes ‚Paradigma' nach Thomas Kuhn[4] bzw. einen anderen ‚Denkstil' nach Ludwik Fleck[5] darstellt. Darüber habe ich andernorts[6] argumentiert. Kritik an der gängigen Auffassung des Paracelsus ist schon öfters geäußert worden; so von Hermann Ernst Helmrich, Mitte des vorigen Jahrhunderts:

> Wie oft liest man von Paracelsus, dem „Begründer der modernen Chemie", und findet dann diese Behauptung mit Zitaten belegt, die sich nicht auf Chemisches, sondern auf Chymisches beziehen. Halten wir doch auseinander, dass Paracelsus nicht Chemiker, sondern Alchymist war! Dies umreißt nämlich eine völlig andere Mentalität, ein völlig anderes Voraussetzungs-

---

3 So gibt es ‚Paracelsus-Kliniken', wo parallel verschiedenartige therapeutische Methoden angewandt werden wie Homöopathie, Neuraltherapie, Orthomolekulare Medizin, Osteopathie, Hyperthermie, Craniosakraltherapie usw. usw. (s. z.B. die Website <www.paracelsus.ch>).

4 Siehe Thomas S. Kuhn, *Die Struktur wissenschaftlicher Revolutionen.* Frankfurt am Main: Suhrkamp, 2003.

5 Siehe Ludwik Fleck, *Entstehung und Entwicklung einer wissenschaftlichen Tatsache.* Einführung in die Lehre vom Denkstil und Denkkollektiv. Frankfurt am Main: Suhrkamp, 1980.

6 G. Papadopoulos, „Zur Diskussion gestellt: Wie kann man heute über Paracelsus urteilen?", *Salzburger Beiträge zur Paracelsusforschung, Folge 39* (2006), 29–33; G. Papadopoulos, „Paracelsus und die moderne Medizin", *Manuskripte, Thesen, Informationen Nr. 25–1* (2007), 62–65.

denken, als wir es von der rein materiell fundierten klassischen Chemie her gewohnt sind.[7]

Was nun die alternative Medizin betrifft, sollte klar sein, dass die alternativen Medizinsysteme – wenigstens die besser strukturierten und theoretisch untermauerten unter ihnen – mit Bezug auf die herrschende Medizin ganz anderen ‚Paradigmen' bzw. ‚Stilen' angehören. Ob diese Systeme etwas mit dem paracelsischen gemeinsam haben, muss vorläufig dahinstehen und könnte eventuell bei jedem einzelnen Fall untersucht werden.[8] Auf der anderen Seite ist es auch denkbar, dass manche Repräsentanten solcher Systeme, eben weil sie *anders* denken, Paracelsus besser als die modernen Mediziner verstehen. Dass das möglich wäre, heißt aber keinesfalls, dass es tatsächlich der Fall sein müsse.

Ich werde mich hier einigen alternativen Medizinsystemen zuwenden; dabei ist mein Vorhaben, im Wesentlichen zwei Fragen zu untersuchen: Erstens, ob und inwieweit eine gewisse Beziehung oder Ähnlichkeit zwischen den Grundannahmen eines solchen Systems und den Lehren des Paracelsus bestehen. Und zweitens, ob die Vertreter solcher Richtungen Paracelsus einigermaßen richtig oder aber verkehrt verstanden haben. Es ist natürlich unmöglich, diesen ganzen – so breiten, weit verzweigten, schwer durchschaubaren – Raum zu untersuchen. So beschränke ich mich auf einige wenige, ausgewählte Beispiele daraus.[9]

---

7 Hermann Ernst Helmrich, „Die Arcana Paracelsi im Blickwinkel der heutigen Zeit", *Nova Acta Paracelsica VII* (1954), 62–73 (hier 70).

8 Dass viele Mediziner und Wissenschaftler alternativer Medizin gegenüber eher misstrauisch sind, alle diese Ansichten als irrational betrachten und sie des Mystizismus, der ‚Metaphysik' bzw. der Scharlatanerie beschuldigen, hat ebenfalls dahinzustehen. Es sind übrigens meistens dieselben Leute, welche Paracelsus derselben Übel bezichtigen, bzw. ihn nur als Vorläufer mancher Aspekte der modernen Medizin sehen.

9 Es handelt sich dabei um alternative Therapierichtungen innerhalb der westlichen Tradition – es würde zu weit führen, sich z.B. auch mit traditioneller chinesischer Medizin bzw. Akupunktur usw. zu befassen.

Die Hahnemann'sche Homöopathie

Während seines ganzen Lebens behauptete SAMUEL HAHNEMANN (1755–1843), der Begründer der Homöopathie, keine Ahnung gehabt zu haben, dass gewisse Ähnlichkeiten zwischen seiner Lehre und den Gedanken des Paracelsus bestünden. „In einem Brief an seinen Freund Johann Ernst Stapf lehnte er es sogar ab, mit dem phantastischen, nicht ernst zu nehmenden Irrlicht des Paracelsus in Verbindung gebracht zu werden."[10] Auf der anderen Seite ist es klar, dass Hahnemann, selber ein guter Chemiker, die Alchemie ziemlich gut kannte.[11]

Was nun die tatsächlichen Ähnlichkeiten zwischen diesen zwei Lehren betrifft, ist vor allem auf zwei Punkte hinzuweisen.

Erstens: Ein zentrales Thema bei der Krankheitslehre des Paracelsus ist bekanntlich, dass eine genaue Entsprechung zwischen jeder Krankheit, wie sie sich bei einem bestimmten Patienten präsentiert, und einem bestimmten ‚natürlichen Ding' (d.h. einer bestimmten Art von Pflanze, von Mineral usw.) besteht – eben diesem ‚Ding', das als Arznei für diese bestimmte Krankheit zu gebrauchen ist.[12] Solch eine Entsprechung ist für Paracelsus so wichtig, dass er betont, eine jede Krankheit solle eigentlich mit dem Namen des entsprechenden ‚Dinges' (z.B. ‚morbus flammulae') benannt werden.

---

10 Rainer G. Appel, „Homöopathie, zwischen Alchemie und szientistischem Selbstmissverständnis", in: K. Figala; H. Gebelein (Hgg.), *Hermetik und Alchemie. Betrachtungen am Ende des 20. Jahrhunderts*. Gaggenau: Neue Wissenschaft, 2003, 197–214 (hier: 198).

11 Siehe z.B. M. Lefas; G. Papadopoulos, „The introduction of ‚mercurius solubilis' by S. Hahnemann. Its context and its consequences", *40th Internat. Congress on the History of Medicine, Aug. 26–30, 2006, Budapest – Hungary, Proceedings*, p. 273–276.

12 Siehe dazu z.B. Walter Pagel, *Paracelsus. An Introduction to Philosophical Medicine in the Era of the Renaissance*. 2nd rev. edition, Basel usw.: Karger, 1982, 139f, 137, 216ff; auch G. Papadopoulos, „Die Arzneimittel des Paracelsus. Theoretische und weltanschauliche Grundlagen ihrer Bereitung und Anwendung", *Salzburger Beiträge zur Paracelsusforschung 37* (2004), 76–100.

> So nun der arzt also die element lernet erkennen, so fint er in den generatis alle krankheit, damit doch der mensch beladen ist. und wie flammula ist, also ist auch der morbus flammulae. was wiltu iezt in vil büchern umbwülen, umblaufen und suchen von vesicis, von wannen sie kommen? weißtu von wannen linum palustre kompt, von wannen urtica, von wannen melones, von wannen plumosum. so weißtu auch sein morbos und seine species.[13]

Bei Hahnemann ist eine ähnliche Entsprechung unverkennbar – zumal bei ihm die ‚Diagnose' einer Krankheit mit der Entdeckung des geeigneten (entsprechenden) Medikaments identisch ist. Es ist auch heute bei den Homöopathen üblich, die Krankheiten nach dem Medikament zu bezeichnen.[14] Aus diesem Konzept von den Krankheiten und ihren genauen Entsprechungen zu den Medikamenten folgt, dass Paracelsus, ähnlich wie Hahnemann, entschieden gegen das galenische ‚Contraria-contrariis'-Prinzip ist.

> Also auch dermaßen in morbis mercurialibus et sulphureis seine res behalten sollen werden und nit contrarium per contrarium, alein proprium ad suum innatum. kalt uberwint das heiß nit, noch heiß das kalt, in morbis natis: es gehet die cura durch das das den morbum generirt hat und der selbigen stat.[15]

Und an einer anderen Stelle heißt es:

> Zu gleicherweis wie ein hafen, der da seut, desselbigen dempf riechen hinweg und so die hinweg komen, ursachent sie nichts mer. sol das gewent werden, so muß es beschehen durch hinnemung des siedens, also das das feuer hinweg werd genomen und nit mit kelte überwunden, als die vermeinten phisici pflegen drei pfunt kelte an zwei pfunt hiz zu sezen oder fünf pfunt nesse an vier pfund drückne; ist gleich als einer, der da wolt ein holzhaufen der da brennte durch die winterisch kelte nöten zu gefriren.[16]

In der Tat könnte man ja von einem ‚homöopathischen' Prinzip bei Paracelsus reden:

---

13 Paracelsus, *Labyrinthus medicorum errantium*, in: Theophrast von Hohenheim, gen. Paracelsus, *Sämtliche Werke*, hg. Karl Sudhoff, 1. Abt. München: Barth, 1922–1933, XI, 181.

14 Z.B.: „Diese Krankheit (bei *dem* Patienten) ist belladonna" usw.

15 Paracelsus, *Von den ersten dreien Principiis* (wie Anm. 13), III, 6.

16 Paracelsus, *Von der französischen Krankheit* (wie Anm. 13), VII, 357.

> Dan arsenicus heilt arsenicum, anthrax anthracem, wie do gift heilet gift. scorpio beweist etlichs teils in der gemein, noch vil mer serpens, bufo, aranea; dieselbigen heilen noch mer. warumb geneußt die nachtigal an der spinnen? darumb das sie aranische krankheiten haben und ir anatomei.[17]

> Dan gleich aus der wurzen da die krankheit gehet, aus demselben muß auch die gesuntheit gon und wa die gesuntheit ausgehet, da muß auch die krankheit ausgon. [...] in deme da wir krank werden in demselbigen werden wir auch gesunt. darumb macht uns das astrum krank, so muß es uns auch gesunt machen; macht uns die geblüet krank, so muß sie uns auch gesunt machen; dan in ire art gehet und bleibt ein ietliche hilf und nicht in der frembden.[18]

Bei Paracelsus finden wir eine theoretische Begründung, warum dies so sein sollte: Dasjenige, was eine Krankheit verursacht, ist eigentlich nicht dasselbe wie das, was die Krankheit heilt. Es geschieht nur – wie nach einer Art Weltgesetz – dass beide zusammen in einem ‚natürlichen Ding' präsent sind.

> Auf das merken nun weiter das in einem ietlichen ding das der mensch nimpt zu seiner noturft ein gift ist verborgen under dem guten also. in einem ietlichen ding ist ein essentia und ein venenum. essentia ist das das den menschen aufenthalt, venenum das das im krankheit zufügt;[19]

Und gegen diejenige, die behaupten, „Gift solle mit Gift" vertrieben werden, sagt er:

> Und nichts anderst vermeint ist worden, als alein die ofnen scheden seien ein gift, sollen also mit gift vetriben werden, und also gift wider gift braucht haben, nicht betrachtet, das zwei wesen in einem leib mügen sein, als zorn und güte, ob wol der mercurius der ist der da heilet, so tut ers doch in zwen weg, im corrosif und in der süße. sie aber habent die süße nicht erkant, sonder nur der scherpfin nachgetrachtet, das eim gebornen arzet nicht zustehet. dan secht an den scorpion, der vergiftet, heilet sich selbst wider, aber nicht durch dasselbig gifte, sonder hat ein andere art an im außerthalb dem gift, dieselbig heilet. [...] wo aber die böse sind, do ist auch das gut; durch das

17 Paracelsus, *Paragranum, Aufzeichnungen zum 1. und 3. Abschnitt* (wie Anm. 13), VIII, 120.

18 Paracelsus, *Opus paramirum (De matrice)* (wie Anm. 13), IX, 227.

19 Paracelsus, *Volumen Paramirum* (wie Anm. 13) I, 195.

> gut sol er handlen nicht durch das bös, wöliches durch die scheidung gesünderet wird.[20]

Bei Hahnemann scheint es nichts dem Ähnliches zu geben, und er beschränkt sich darauf, auf den empirischen Charakter seiner Feststellungen hinzuweisen. Und obwohl es bei ihm Stellen gibt, wo er eine theoretische Erklärung zu geben versucht, die an die paracelsischen Ansichten erinnert, so kommt es trotzdem am Ende darauf an, dass es eben *dieselbe* Kraft ist, welche sowohl die krankhaften Symptome verursacht, als auch die Krankheit heilt.

> Da nun die Krankheit-Heilung, so wie die krankhafte Afficirung der Gesunden bei allen Arzneien unzertrennlich beisammen angetroffen wird, und beide Thätigkeiten offenbar aus einer und derselben Quelle entspringen, nämlich aus ihrer Kraft, Menschenbefinden dynamisch umzustimmen, sie daher auch unmöglich nach einem andern inwohnenden Naturgesetze bei Kranken, als bei Gesunden wirken können; so folgt, dass es dieselbe Kraft der Arznei seyn muss, welche in Kranken die Krankheit heilt, als welche in Gesunden krankhafte Symptome zuwege bringt.[21]

Zweitens. Die Präparierung der Medikamente bei Paracelsus hat, wie er selber wiederholt betont, den Zweck, die materiellen Bestandteile (die ‚Schlacken', wie er sie nennt) – sowie die krankmachenden ‚Gifte' – zu entfernen, so dass die eigentliche Arznei, die im ‚natürlichen Ding' versteckt und nicht materieller, sondern geistiger Natur ist, ‚befreit' wird und so ihre heilende Wirkung ausüben kann.

> Aber das habt acht in allen meinen recepten: ich neme gleich was ich wöl, so nime ich eben das, in dem das arcanum ist wider die krankheit, wider die ich streite. und merkt weiter wie ich im tu. ich scheit das, das nit arcanum ist, von dem, das arcanum ist.[22]

> Sollen ir anfenglich in modo praeparandi wissen, das anfenglich alle kraft aus den körpern gezogen sol werden und in corpore nichts administrirt.

20 Paracelsus, *Das ander Buch der Großen Wundarznei* (wie Anm. 13), X, 242–243.

21 Samuel Hahnemann, *Reine Arzneimittellehre.* Zweiter Theil, 3., verm. Aufl., Dresden und Leipzig 1833, 9–10.

22 Paracelsus, *Sieben defensiones* (wie Anm. 13), XI, 140.

> wiewol noch bisher diser brauch nie approbiert ist worden, darumb auch noch nichts ausgericht ist worden, es sei dan, das die kraft den corpus so weit ubertroffen hab.[23]

Hahnemann betont auf der anderen Seite, dass seine Methode der Präparierung (‚Potenzierung' von ihm genannt) zu einer ‚Vergeistigung' des Medikaments führt, bzw. dazu, dass die ‚geistartige' Arzneikraft befreit wird.

> Durch diese mechanische Bearbeitung, wenn sie nach obiger Lehre gehörig vollführt worden ist, wird bewirkt, daß die, im rohen Zustande sich uns nur als Materie, zuweilen selbst als unarzneiliche Materie darstellende Arznei-Substanz, mittels solcher höhern und höhern Dynamisationen, sich endlich ganz zu geistartiger Arznei-Kraft subtilisirt und umwandelt, welche an sich zwar nun nicht mehr in unsere Sinne fällt, für welche aber das arzneilich gewordene Streukügelchen, schon trocken, weit mehr jedoch in Wasser aufgelöst, der *Träger* wird und in dieser Verfassung die Heilsamkeit jener unsichtbaren Kraft im kranken Körper beurkundet.[24]

> Die homöopathische Heilkunst entwickelt zu ihrem besondern Behufe die innern, geistartigen Arzneikräfte der rohen Substanzen, mittels einer ihr eigentümlichen, bis zu meiner Zeit unversuchten Behandlung, zu einem, früher unerhörten Grade, wodurch sie sämmtlich erst recht sehr, ja unermeßlich – ‚durchdringend' wirksam und hülfreich werden, *selbst diejenigen unter ihnen, welche im rohen Zustande nicht die geringste Arzneikraft in menschlichen Körpern äußern.*[25]

> Die Materie hält bloß noch der Pöbel für todte Stoffe, da sie doch dahin gebracht werden können, große erstaunenswürdige Kräfte aus ihrem Innern zu entwickeln.[26]

Auf der technischen Ebene hat offensichtlich die ‚Potenzierung' der Medikamente nach Hahnemann mit der alchemischen Präparierung der paracelsischen Arzneien fast nichts Gemeinsames.

---

23 Paracelsus, *Aus Kollegienheften De gradibus* (wie Anm. 13) IV, 132.

24 Samuel Hahnemann, *Organon der Heilkunst*, nach der handschriftlichen Neubearbeitung Hahnemanns für die 6. Aufl. herausgegeben u. mit Vorwort versehen von R. Haehl, Leipzig: Schwabe, 1921, § 270, 249–250.

25 Hahnemann (wie Anm. 24), § 269, 242–243.

26 Hahnemann (wie Anm. 21), Sechster Theil, 2., verm. Aufl., Dresden & Leipzig 1827, VI.

Auf die Ähnlichkeiten zwischen Hahnemann und Paracelsus ist schon lange hingewiesen worden. Es hat sogar Stimmen gegeben, die behaupten, Hahnemann habe alles aus Paracelsus abgeschrieben. So CARL HEINRICH SCHULTZ (1798–1871) in seinem 1831 herausgegebenen Buch, wo er darüber hinaus darauf besteht, dass Hahnemann falsch abgeschrieben habe.

> Denn bei Hahnemann können nur zweierlei Fälle möglich sein. Entweder er läugnet selbst, wie er es bisher verläugnet hat, dass er je die Werke des Paracelsus gekannt habe und bleibt bei der Behauptung, dass der Gedanke des Paracelsischen Heilprincips in ihm von selbst zum zweiten Male erwacht sei [...] so bleibt allerdings der zweite Fall wahrscheinlich, dass Hahnemann die Werke des Paracelsus wirklich gekannt und die Grundsätze seiner Homöopathie empirisch daraus geschöpft habe; aber in diesem Falle kann man nicht sagen, dass er dieselben studirt hätte; denn sonst würde er ihren Geist begriffen haben. Er hat aber bloß mehreres von den todten Worten darin *auswendig* gelernt, ohne dass deren lebendiger Geist sein *innerliches* Eigentum geworden wäre.[27]

Oder, an einer anderen Stelle:

> Man würde nun aber sehr irren wenn man glauben wollte, dass beide gänzlich übereinstimmend wären und die Homöopathie den ganzen, wahren, wissenschaftlichen, Inhalt der Paracelsischen Medizin enthielte. Nein. Die Homöopathie ist das durchaus missverstandene, im besonderen falsch dargestellte, und in eine gänzlich unwissenschaftliche Form gebrachte Princip des Paracelsus.[28]

Um zu beweisen, dass „das homöopathische Prinzip nichts als die Paracelsische Praxis enthält" zählt Schultz eine Reihe von Ähnlichkeiten zwischen den Lehren des Paracelsus und denjenigen Hahnemanns auf. Aber außer den auch von uns hier oben hervorgehobenen Ähnlichkeiten gibt es bei ihm manche wenigstens übertriebene Behauptungen, welche vielleicht darauf hinweisen,

---

27 Carl Heinrich Schultz, *Die homöobiotische Medizin des Theophrastus Paracelsus in ihrem Gegensatz gegen die Medizin der Alten, als Wendepunkt für die Entwickelung der neueren medizinischen Systeme und als Quell der Homöopathie*. Berlin: Aug. Hirschwald, 1831, X.

28 Schultz (wie Anm. 27), 107–108.

dass er selbst Paracelsus manchmal nicht richtig verstanden hat. So, wenn er Folgendes schreibt:

> Ferner: Paracelsus berücksichtigt bei der Kur die Heilkraft der Natur gar nicht [...]. Hahnemann desgleichen nennt die Heilkraft der Natur stümperhaft und ohnmächtig.[29]

Paracelsus hebt doch wiederholt die Rolle der Heilkraft der Natur hervor.[30] Oder, wenn Schultz weiter von der Rolle der Dosis bei Paracelsus (und Hahnemann) spricht:

> Paracelsus sagt ausdrücklich, dass er sich bei der Anwendung stark wirkender Stoffe kleinerer Dosen bediene, als die übrigen Ärzte seiner Zeit, weil durch die Dosis allein derselbe Stoff in den Händen des Arztes ein Gift oder eine Arznei werde. Hahnemann dringt ebenso auf kleine Dosen.[31]

Ich habe anderswo die Ansichten des Paracelsus von der Rolle der Dosis und von den Beziehungen zwischen Gift und Arznei ausführlich besprochen.[32] Aus dem dort Besprochenen geht klar hervor, dass eine Behauptung wie „durch die Dosis allein derselbe Stoff in den Händen des Arztes ein Gift oder eine Arznei werde“ den paracelsischen Lehren keineswegs entspricht. Diese meine Kritik an Schultz sollte nicht als eine allgemeine Ablehnung seiner Thesen verstanden werden. Im Gegenteil finde ich, dass er uns oft wichtige Einsichten in die Lehren des Paracelsus liefert – und in die Unterschiede zwischen ihm und Hahnemann. So z.B. in folgenden Zitaten:

> Paracelsus begründete seine Widerlegung des Heilungsprincips der Alten: contraria contrariis, dadurch dass die Krankheiten keine Qualitäten und Symptomen-Complexe, und die Wirkungen der Arzneien keine Aeusserungen ihrer Qualitäten im Körper; sondern dass beides individuelle Entwickelungen aus saamenähnlichen Principien seien, die zwar Qualitäten und Symptome produziren könnten, so aber dass diese dann blosse Accidenzien

29 Schultz (wie Anm. 27), 106–107.

30 Siehe z.B. Paracelsus, *Labyrinthus medicorum errantium* (wie Anm. 13), XI, 196–197.

31 Schultz (wie Anm. 27), 107.

32 G. Papadopoulos, „Gift, Arznei und Dosis bei Paracelsus“, *Nova Acta Paracelsica, N.F. 18* (2004), 61–82.

und nicht als die Substanz der Krankheit zu betrachten wären. Man muss daher die Krankheit in ihrem Keim und ihrer Wurzel ausrotten, weil da wo man bloss die Symptome und Accidenzien kurirt der Keim bleibt und wieder von Neuem ausschlägt. Diesen Grundsatz hat aber Hahnemann durchaus nicht begriffen; denn er behauptet einerseits, dass die Krankheit nichts als ein Complex von Symptomen sei und andererseits dass die Summe dieser Symptome durch ähnliche aufgehoben und neutralisirt werden müssten. „Bloß der Complex aller Symptome einer Krankheit repräsentirt diese Krankheit in ihrem ganzen Umfange." „Es lässt sich nicht denken und auch durch keine Erfahrung in der Welt nachweisen, dass nach Heilung aller Krankheitssymptome, etwas anderes als Gesundheit übrig bleibe."[33]

Eine specifische Wirkung ist bei Paracelsus richtig eine solche, die selbst eine Species ist, und gegen eine Species von Krankheit gerichtet ist, und nicht gegen die eigenthümlichen Symptomencomplexe, die sich zufällig in den kranken Individuen finden. Denn die Eigenthümlichkeit der Symptomencomplexe ist zufällig, dagegen die Species, das Wesen der Krankheit, bleibt bei aller Verschiedenheit dieser Eigenthümlichkeit immer dasselbe.[34]

Ein ziemlich andersartiges Gutachten über die Verhältnisse zwischen Paracelsus und Hahnemann haben wir bei dem homöopathischen Arzt Emil Schlegel (1852–1934)

Eine geschichtliche Großtat war nach Paracelsus das Auftreten Hahnemanns um die Wende des 18. und 19. Jahrhunderts. Wenn der ältere Weise in höherem Maß die Begabung genoß, die Natur unmittelbar zu verstehen und ihrer Offenbarung zu lauschen, so war Hahnemann ein Genie der Nüchternheit und Sachlichkeit. Auch er erblickte in den Arzneien machtvolle Verwandtschaften zur Menschennatur. Aber er war nicht ein prophetischer Seher dieser Beziehungen, kein Deuter ihrer Formen und Farben; er war ein großer Scheidekünstler, der mit strengen, rücksichtslosen Forderungen an das Rätsel herantrat und es zwangsweise löste. Es ist, als ob er der Natur, welche uns vor diese Aufgabe stellt, das Geständnis erpressen wollte, welchen Sinn sie in die Arzneien gelegt habe – und es gelang ihm. [...] Und als schließlich die Idee der Ähnlichkeit für das ärztliche Handeln aus den langen, mühevollen Versuchen geboren war, da stand sie schon gekennzeichnet da mit vielen einzelnen Zügen und Farben, so da eine fremde Sachlichkeit sich förmlich neu erhob: die Arzneiprüfung war geschaffen, und das Bild des Giftes war gezeichnet [...] Das Bild der Ähnlichkeit aber ist bei den Homöopathen sachlich und lehrbar herausgearbeitet wie eine ge-

33 Schultz (wie Anm. 27), 110–111.
34 Schultz (wie Anm. 27), 113.

> ometrische Figur; bei Paracelsus jedoch ist es nicht äußerlich scharf festgelegt, sondern der ärztlichen und dichterischen Empfindung anheimgegeben. Es wird auch nicht durch die Zwangsmittel der Arzneiprüfung geschaffen, sondern durch teilnehmende, liebevolle Betrachtung der Natur, gewissermaßen in traulichem Gespräch mit ihr und sie flüstert da manch verständlich Wort, zeigt manches überraschende Bild.[35]

Es ist wirklich treffend und einsichtsvoll, wie Schlegel die unmittelbare Schau bzw. das ‚Lauschen' des Paracelsus „im Lichte der Natur" dem nüchternen, ‚sachlichen', mühevollen Vorgehen Hahnemanns im Sinne der Aufklärung und des Empirismus gegenüberstellt. An einer anderen Stelle, wo er eine in der *Deutschen medizinischen Wochenschrift* (1906) vorgeschlagene Behandlung für Hämorrhoiden kommentiert und kritisiert, versucht er zu beschreiben, wie ein nach den Prinzipien der Homöopathie ideales Medikament für Hämorrhoiden sich vorzustellen wäre:

> Selbstverständlich rückt auch dieser Zug des erkrankten Organismus in die pathologische Kraftfigur ein; es gehört alles zusammen und wird nichts für sich behandelt. Wer wollte an Exzision und Ätzung denken, ja selbst nur an Belladonnasalbe und Kokain, wenn er ein Mittel wüsste, das die ganze Missgestalt des Lebens wieder in die Züge der Gesundheit verwandeln könnte? „Wer wollt nicht einer solch trefflichen Arznei freundlich zusprechen, die den Leib für sich nimmt, gleichwie die Sonn' die Erden?"[36]

Um solch ein Medikament zu charakterisieren, verweist hier Schlegel auf Paracelsus.

Von den neueren Autoren sei auf eine Aussage Hermann Helmrichs über die Unterschiede zwischen Paracelsus und Hahnemann hingewiesen:

> Was Hahnemann versuchte und zum Teil auch erreichte, war ein genialer Vorstoß von außen nach innen gewesen – eine Kolumbus-Fahrt auf unbekannten Wegen mit einem unbekannten Ziel. Paracelsus dagegen baute an seinem Gebäude mit einem bewußten Ziel vor Augen, das er von Anfang an

35 Emil Schlegel, *Religion der Arznei.* 6., sehr verm. Aufl., hg. Ernst Schmeer, Regensburg: J. Sonntag, 1987, 22–23.

36 Emil Schlegel, *Paracelsus in seiner Bedeutung für unsere Zeit.* 2., verm. Aufl., Tübingen 1922, 73.

in sich trug. Er war ein echter Alchimist und zweifellos ein Eingeweihter, der um die Herkunft und um das tiefere Wesen der Alchimie wußte.[37]

Die neuere Spagyrik

Spagyrik, aus den griechischen Wörter *σπαν* (= trennen oder scheiden) und *αγείρειν* (= vereinigen), bedeutet, wenigstens wie das Wort heute verwendet wird, die Herstellung von Arzneimitteln nach den Methoden der Alchemie.[38] Während des 19. und 20. Jahrhunderts sind viele Spagyriker hervorgetreten, d.h. Leute, die die Herstellung von spagyrischen (alchemischen) Arzneien propagierten und solche Arzneien selbst herstellten bzw. hergestellt zu haben angaben. Was unser Thema angeht, können diese Vertreter in zwei Gruppen geteilt werden.

Zum einen gibt es solche, die versucht haben, Arzneien nach den Vorschriften des Paracelsus herzustellen, und angeblich dabei erfolgreich waren. So behauptete Christian August Becker (1792–1869), dass er eine Reihe von paracelsischen Arzneien hergestellt und damit glänzende Heilerfolge erreicht hatte.[39]

> Das Studium des Magnets im Jahre 1827 führte mich zu Paracelsus, dessen gründliche medicinische Kenntnis desselben mich mit Bewunderung erfüllte. [...] Die Dunkelheit seiner Sprache machte es nöthig, in den alchemistischen Schriften durch Vergleichungen Aufklärung zu suchen. Nach gerade sah ich ein, dass das wüste gelassene Feld der Arkane das Hauptziel der Kultur sein müsse [...] Versuche auf Versuche wurden gemacht, wobei ich bei den beiden wissenschaftlich gesinnten Apothekern Dr. Gräger und Klauer die bereitwilligste Unterstützung fand. So beschäftigte mich namentlich die Auffindung des schmerzstillenden Schwefels des Vitriols (*Sulfur Vitrioli narcoticum Paracelsi*) und führte mich 1835 auf die Entdeckung

37 Hermann E. Helmrich, „Paracelsus und die Spagyrik", *Nova Acta Paracelsica VI* (1952), 19–33 (hier 24).

38 Weiteres siehe in Axel Helmstädter, *Spagyrische Arzneimittel. Pharmazie und Alchemie der Neuzeit*. Stuttgart: Wissenschaftliche Verlagsgesellschaft, 1990, 15–17.

39 Christian August Becker, *Der geheime Weingeist der Adepten, Spiritus Vini Lulliani s. philosophici, und seine medicinische Anwendung, für Chemiker und Aerzte*. Mühlhausen: Heinrichshofen, 1862.

> des *Ferrum carbonicum sacharatum*. Ebenso fand ich das *Aurum diaphoreticum* Poterii, [...]. Es ist gegen die Meinung schon in geringer Gabe sehr wirksam, und hat sich mir als ein Specificum gegen Rheumatismus, namentlich *Rheumatismus cordis* bewährt.[40]

Es ist hier nicht die Stelle, darüber zu diskutieren, wie wirklich die von Becker angegebenen Heilerfolge waren. Man hat aber jeden Grund, daran zu zweifeln, dass die von Becker hergestellten Präparate den von Paracelsus beschriebenen entsprechen – nicht zuletzt wegen der „Dunkelheit seiner Sprache", welche Becker selbst festgestellt hatte. Becker scheint aber, in einer Art von übertriebenem Optimismus (oder gar Hochmut), überzeugt zu sein, dass der von Paracelsus prophezeite *Helias Artista* nichts anderes sei als der Fortschritt der Chemie im 19. Jahrhundert, welcher erlaubte, die kryptischen, schwer verständlichen Vorschriften des Paracelsus jetzt leicht und direkt zu verwirklichen.

> Paracelsus hat wiederholt eine Prophezeihung ausgesprochen, die von seinen Anhängern mit gläubigem Vertrauen aufgenommen worden ist, und im geschichtlichen Interesse eine Erinnerung verdient. [...]
>
> Wann ist dieser Zeitpunkt [wo Helias Artista erscheint]?
>
> Während Einige mit Sehnsucht den *Helias Artista* erwartet haben, wird er von andern nicht als eine Person, sondern als Ausdruck einer Periode angesehen, wo die Wissenschaft auf der höchsten Stufe ihrer Blüthe stehen und ein Gemeingut aller sein werde.
>
> Ein solcher Zeitpunkt hat mit der neuern Chemie begonnen, und will man unsere Zeit für diese Periode ansehen und den *Helias Artista* personificiren, so wird niemand in Zweifel sein, auf wen in Deutschland die Augen der gebildeten Welt sich sogleich richten.[41]

Auch BERNHARD ASCHNER (1883–1960), der für seine Übersetzung der Werke des Paracelsus ins moderne Deutsch bekannt ist,[42]

40 Becker (wie Anm. 39), VI–VII.

41 Becker (wie Anm. 39), 1–2.

42 Bernhard Aschner, *Paracelsus, Sämtliche Werke*, nach der 10bändigen Huser'schen Gesamtausgabe (1589–1591) zum ersten Mal in neuzeitliches Deutsch übersetzt, Jena: Fischer, 1926–1932.

behauptet, dass er mit großem Erfolg Medikamente erprobt habe, die angeblich nach paracelsischem Vorbild hergestellt worden seien. Um die weitere Herstellung und Erprobung solcher Medikamente zu fördern, habe er auch die Übersetzung der paracelsischen Werke unternommen.

> [...] beginnt man jetzt einzusehen, daß auch die noch nicht physikalisch und chemisch vollkommen erklärbaren *empirisch überlieferten Heilmethoden unentbehrlich* sind und daß daher die *praktische Wiederbelebung und Nachprüfung der historischen Heilmethoden* eine der *dringendsten ärztlichen Zeitforderungen* geworden ist. Diesem Zwecke diente auch meine Übersetzung der Werke des Paracelsus ins Hochdeutsche.[43]

Er erzählt, dass ihn ein jugoslawischer Lehrer besuchte und ihm „eine *Krebsheilsalbe* zur Erprobung" übergab, „welche ganz *nach Art der paracelsischen Rezepte ein Gemisch von metallischen Stoffen sowie pflanzlichen, vorwiegend harzigen und balsamischen Salbengrundlagen darstellt.*"

> Die Erfolge sind in der Tat so bemerkenswert, daß ich an mehr als 100 Diapositiven über Besserungen und Heilungen sowohl auf der *Tagung der Deutschen Krebsgesellschaft* in Dresden Juni 1930, als auch auf dem Internationalen ärztlichen Fortbildungskurs in Stuttgart September 1930 berichten konnte.[44]

Anderswo proklamiert Aschner ein Projekt, das darauf zielt, die paracelsische Medizin bzw. die paracelsischen Arzneien wiederzuerwecken.

> Angesichts der von Paracelsus und seinen Zeitgenossen berichteten, uns heute kaum möglich erscheinenden Heilerfolge bei sonst schwer heilbaren oder unheilbaren Erkrankungen, sind wir aber verpflichtet, auch diese schwierigen Bereitungsweisen wenigstens in den Hauptpunkten nachzuprüfen und neuerlich auf ihre Heilwirkung zu untersuchen. Eine Arbeit, die ein

---

43 Bernhard Aschner, „Die Krebsbehandlung bei Paracelsus", *Acta Paracelsica 2* (1930), 40–50 (hier 40).

44 Aschner (wie Anm. 43), 41.

> ganzes Heer von Chemikern und Ärzten erfordern würde, aber dennoch einmal geschehen muß.[45]

Aschner – wie auch andere vor und nach ihm – scheint nicht zu verstehen, dass Paracelsus etwas ganz anderes als die Chemiker und Ärzte des 20. Jahrhunderts ist, dass er einem ganz anderem ‚Paradigma' bzw. ‚Denkstil' angehört. Was würde dieses „Heer von Chemikern und Ärzten" eigentlich tun? Würden sie bei Paracelsus einen Lehrgang absolvieren? Oder würden sie nach den heutigen (chemischen) Methoden und Denkweisen arbeiten? Und was käme in diesem Falle heraus? Dass Aschner die Andersartigkeit des Paracelsus nicht versteht, zeigt auch folgendes Zitat:

> Zur Heilung des Krebses wird [von Paracelsus] eine Pflastermasse von Bleizucker mit pflanzlichen Mitteln angegeben. „Die Verordnung dieser Behandlung ist eine wahre Medizin der Fisteln, des Krebses an den Hämorrhoiden (Mastdarmkrebs) und an den Brustwarzen (Brustdrüsenkrebs), von Tentigo und Esthiomena prava" (III, S. 143[46]).
>
> Wenn wir an die heutigen Teilerfolge intravenöser Einspritzung von kolloidalem Blei (Blair Bell) und von Bleisalben in Form des Tumorsan (Fronz) denken, so scheint dem Blei doch eine besondere Rolle an der Krebsbehandlung zuzukommen. Die alten Chirurgen verwendeten es überhaupt ungleich häufiger und vielseitiger als wir das heute tun. Paracelsus sagt z.B.: „Das Blei ist eine der vier Grundsäulen der Chirurgie."[47]

Welche Beziehung besteht eigentlich zwischen dem Blei (bzw. dem Saturnus) des Paracelsus und den bleihaltigen Präparaten des 20. Jahrhunderts?

In den letzten Jahrzehnten des 20. Jahrhunderts hat Emil Fritz Scheller die Verwendung von angeblichen ‚Paracelsus-Arzneien' propagiert. Von einem Rezept sprechend, das in der paracelsischen Schrift *De renovatione et restauratione* enthalten ist, schreibt er:

45 Bernhard Aschner (in seiner Paracelsus-Ausgabe, Bd. III), zit. nach: Johanna Arnold, „Spagyrik in der Heilkunde", in: Figala/Gebelein (wie Anm. 10), 171–179 (hier 176).

46 Das bezieht sich auf Aschners Paracelsus-Ausgabe.

47 Aschner (wie Anm. 43), 43.

Demnach ist das anfänglich unklare und teilweise unverständliche Rezept entschlüsselt und wie folgt nach moderner Schreibweise zu lesen:

Elixier der Lebenserhaltung:

Rp. florum sectarum graminum spag. Ø 40 ml
fol. hellebori nig. spag. Ø 200 ml
auri colloid.
essentiae perlarum āā 20 ml
croci spag.
chelidonii spag. Ø
melissae spag. āā Ø 25 ml

M. D. in vitro S. 1 mal wöchentlich 1 Teelöffel in etwas Wein.

Dieses Rezept ließe sich wohl heutzutage ausfertigen.

Da spagyrische Essenzen nur beschränkt herstellbar sind, kann man bei Heublumen, Gold und Perlen auf Verdünnungen zurückgreifen.

Die Rezeptur kann daher wie folgt aussehen:

Rp. Florum gramin. spag. Ess. 40 ml
hellebori nig. spag. Ess. 200 ml
solut. auri colloid. 1 % aquos.
essentiae perlar. āā 20 ml
croci spag. Essenz
chelidonii spag. Ess.
melissae spag. Ess. āā 25 ml.48

Es ist gar nicht klar, wie Scheller das „unklare und teilweise unverständliche Rezept" des Paracelsus[49] „entschlüsselt" hat, so dass

48 Emil Fritz Scheller, *Langlebigkeit mit Paracelsus-Arzneien. Versuch einer Geriatrie nach Paracelsus*. Heidelberg: Karl F. Haug, 1979, 40.

49 Die entsprechende Stelle bei Paracelsus lautet:
Und sezen also das recept conservationis ad duas vel tres aetates, in viris et mulieribus.
Rec. florum sectarum unc. 1,
foliorum daurae unc. 5,
essentiarum auri,
perlarum ana unc. semis,
quintae essentiae croci,

es sich heute ausfertigen lässt, auch nicht, warum er sich berechtigt fühlt, die spagyrischen Essenzen durch Verdünnungen zu ersetzen.

Auf der anderen Seite gibt es Leute, die eigene Heilsysteme begründet haben, Systeme, die ‚spagyrisch' präparierte Medikamente benutzen. Wichtige Figuren hier sind der italienische Graf CESARE MATTEI (1809–1896) und der von ihm (teilweise) beeinflusste Deutsche CARL-FRIEDRICH ZIMPEL (1801–1879)[50] Wir beschränken uns hier auf den zweiten. Es ist interessant, dass auch ein ernster Paracelsus-Forscher wie Hermann Helmrich die Wichtigkeit Zimpels, auch seine Beziehungen zu Paracelsus, hervorhebt.

> Den nächsten Namen [in der spagyrischen Tradition] finden wir erst 200 Jahre später [nach van Helmont und Glauber]. Das ist aus der Zeitentwicklung verständlich, wenn wir uns vergegenwärtigen, daß hier eine zunächst gesunde Abkehr von der übersteigerten und mittelalterlich-mystischen Introversion zu den Kräften des Verstandes und der Vernunft stattfand, mit welcher eine mehr oder weniger unvermeidliche Abkehr vom Geistigen zum Materiellen parallel ging. [...] Im Augenblick jedoch, wo diese ursprünglich gesunde und notwendige Abkehr in ihrem Pendelschwung über den gerechtfertigten Schwerpunkt hinwegglitt, meldeten sich ganz gesetzmäßig die ersten potentiellen Gegenkräfte mit der Tendenz, das bereits entstandene geistige Vakuum wieder zu füllen: Die neuen Pioniere des „aliquid". Einen, nämlich Hahnemann, haben wir bereits kennengelernt. Ein Zeitgenosse von ihm – und damit bezeichnenderweise auch von Goethe! – ist nun der Dr. med. et phil. Carl Friedrich Zimpel, dessen abenteuerliches Leben ihn sowohl Amerika wie auch den Orient kennenlernen ließ.[51]

---

chelidoniae,
melissae ana drachm. 5.
Misch sie all nach brauch der artisten zusamen in ein compositum und behalts in eim glesern gefeß, und brauchs wie obstet.
Paracelsus: *De renovatione et restauratione* (wie Anm. 13), III, 241.

50 Für biographisches und weiteres Material zu diesen beiden Persönlichkeiten siehe Helmstädter (wie Anm. 38)

51 Helmrich (wie Anm. 37), 29. Mit ‚aliquid' (= etwas) meint Helmrich, einen Ausdruck des Paracelsus benutzend, dasjenige, was jenseits des Gewöhnlichen liegt. Pioniere des ‚aliquid' sind Persönlichkeiten, die etwas jenseits des Gewöhnlichen besitzen bzw. suchen.

Dieser Text gibt übrigens eine interessante Darstellung der Geschichte des Verschwindens (bzw. Zurücktretens) von Ansichten, die sich an Paracelsus angelehnt haben bzw. den paracelsischen verwandt waren, in der Zeit der Aufklärung und ihres späteren Wiedererscheinens, indem er auf den ‚Pendelschwung' zwischen materialistischen und ‚spirituellen' Auffassungen aufmerksam macht.

Axel Helmstädter zufolge wird Zimpel von seinen ‚Anhängern'[52] mit paracelsischen Gedanken in Verbindung gebracht. Derselbe Autor hält für wahrscheinlich, dass Zimpel „mit Hohenheims Schriften vertraut war, obwohl er nirgends ausführlich auf ihn eingeht." Dabei zähle Zimpel in seinem *Medizinischen Hausschatz* auch von Paracelsus empfohlene Heilmittel auf.[53] An anderer Stelle berichte er, „nach vieler Mühe endlich" die Zubereitungsweise der paracelsischen „Verrustis-Salbe" gegen Epilepsie ermittelt zu haben.[54] Um die Anwesenheit der drei Prinzipien: Salz, Merkur und Schwefel klar zu machen, „benutzt Zimpel", wie Helmstädter weiter erzählt, „das Beispiel vom brennenden Holz, welches sich schon bei Paracelsus findet".[55]

Auch wenn er Paracelsus nicht erwähnt, findet man oft in Zimpels Schriften Gedanken, die deutlich an diejenigen des Paracelsus erinnern – und in recht klaren Worten ausgedrückt. So etwa, wenn er von den Arzneien und deren Kräften spricht:

> Die erste Pflicht des Arztes ist daher, die Natur in allen ihren Beziehungen möglichst zu ergründen. Er wird dann auch finden, daß alle Arzneikräfte irgendeiner Substanz nicht in deren Materie, sondern in deren geistigem Gehalte ruhen. Ebenso wird es ihm bei Heranziehung und gehöriger Würdigung der Astronomie, d.h. dem Einfluss der Gestirne auf den Menschen, einleuchten, daß z.B. die Galle nicht die Ursache des im Menschen auflodernden Zornes ist, sondern daß derselbe vom Einfluss des Mars auf die

52 Helmstädter erwähnt dabei Veröffentlichungen von Surya (1923), Dickmann (1931) und Helmrich (1977).
53 Helmstädter (wie Anm. 38), 103.
54 Helmstädter (wie Anm. 38), 104.
55 Helmstädter (wie Anm. 38), 111, Anm. 43.

> Galle herrührt, und das Gehirn daher die erste, oder Grundursache der Krankheit ist.[56]

Oder an einer anderen Stelle:

> Der vollständigen Übersicht wegen, wiederhole ich hiermit, daß durch die Auflösung der vier Hauptkanäle, der sich Gott bei der Erschaffung aller Dinge bedient, nämlich des Feuers, Wassers, Luft und Erde, und die daher in ihrer Vereinigung das Grundwesen aller Dinge bilden, in ihre Ur-Essenzen, und deren Vereinigung als solche, die wahre medizinische Quintessenz, oder die in allen Dingen verborgen liegende Kraft dargestellt wird, wovon die [...] gleichzeitig mit dieser Auflösung stattfindende Scheidung des in allen Dingen ruhenden göttlichen, oder Gesundheitsprinzips, von dem damit verbundenen Gegensatze, dem Giftstoffe oder Prinzip keineswegs ausgeschlossen, vielmehr inbegriffen ist. Diese Quintessenz macht also alsdann alle die Tugenden, Kräfte und Wirkungen offenbar, die sich vom Anfange der Schöpfung in einem Wesen befanden [...], während in der Materie, oder in der diesem geistigen Inhalt untergeordneten Bekleidung, in Folge des Sündenfalls des ersten Menschen, und des dadurch vom Schöpfer gerechterweise über diese ganze Schöpfung ausgesprochenen, und bis heut fortdauernden Fluches, als zeitweilige Strafe, diese ersterwähnte göttliche Eigenschaft in den Hintergrund verdrängt [...].[57]

In den sechziger Jahren des 20. Jahrhunderts erscheint ein neuer Spagyriker, der anfangs in den USA unter dem Namen FRATER ALBERTUS veröffentlicht. Er war eigentlich in Deutschland geboren und sein Name war ALBERT RIEDEL (1911–1984).[58] In seinem Buch *Praktische Alchemie im zwanzigsten Jahrhundert*[59] erzählt Riedel von seinem Vortrag an der Tagung der Internationalen Paracelsus-Gesellschaft 1965. Hans Gerhard Lenz beschreibt dieses Ereignis wie folgt:

---

56 Carl-Friedrich Zimpel, *Die vegetabilische Elektrizität zu Heilzwecken und die homöopathisch-vegetabilischen Heilmittel des Grafen C. M.* Leipzig 1869, 3. Aufl. u.d.T. *Dr. Zimpels vegetabilische Elektrizität für Heilzwecke.* Leipzig 1870, 4; zit nach Helmstädter (wie Anm. 38), 113.

57 Zimpel (wie Anm. 56), 40, zit. nach Helmstädter (wie Anm. 38), 115–116.

58 Siehe Hans Gerhard Lenz, „Frater Albertus, ein Alchemist des 20. Jahrhunderts", in: Figala/Gebelein (wie Anm. 11), 155–170.

59 Frater Albertus, *Praktische Alchemie im zwanzigsten Jahrhundert. Eine Abhandlung über Forschung und Erfolge aus aller Welt.* Salt Lake City 1970.

> In diesem Zusammenhang berichtet Riedel, dass er in Salzburg im Jahre 1965 anlässlich einer Tagung der Internationalen Paracelsus Gesellschaft, die in den Räumen der Universität Salzburg stattfand, vor diesem Kreis sprechen durfte. [...] Er verband in seinem Vortrag alchemistisch-chemische Prozesse und Überlegungen mit alten pharmazeutischen Gedanken, die heute nicht mehr unbedingt anerkannt sind. So berichtete er in diesem Zusammenhang, die Heilkraft sei nicht in der kristallisch aufgebauten Hülle [seiner Präparate], sondern in der darin enthaltenen Potenz zu suchen. Diese und andere schwer nachvollziehbare Äußerungen sowie weitere unverständliche Thesen, wie sie auch im Vorwort seines Buches zu finden sind, konnten bei den anwesenden Pharmazeuten und Geisteswissenschaftlern keine Anerkennung finden – entsprechende Kritik von anwesenden Fachleuten blieb daher nicht aus.[60]

Es steht mir kein anderer Bericht der Vorgänge bei jener Tagung der Internationalen Paracelsus-Gesellschaft zur Verfügung, aber was der Verfasser und die „anwesenden Pharmazeuten und Geisteswissenschaftler“ an den Äußerungen Riedels anstößig finden, dass nämlich die Heilkraft nicht in der ‚Hülle‘ sondern in der ‚Potenz‘ liegt, ist fast genau das, was auch Paracelsus hätte sagen können.[61] Auch in seiner Charakterisierung der Alchemie als ‚Beschleunigung‘ und Weiterentwicklung der Naturprozesse ist Riedel den paracelsischen Anschauungen ziemlich nahe.

> Was war oder ist der Zweck der Alchemie?
>
> [...] Da unter Evolution alle natürliche Fortpflanzung verstanden wird, ist ebenfalls eine künstliche vorhanden, die der natürlichen nicht zuwiderläuft und dennoch in gekürzter Zeit dasselbe vollbringt, ja sogar noch über die natürlichen gezeitigten Produkte hinauszugehen vermag. Diese Beschleunigung und Weiterentwicklung der damit verbundenen Naturgesetze ist der Zweck der Alchemie, der durch die darin Eingeweihten ermöglicht wird.[62]

Dabei spricht aber auch er im Rahmen von quasi-physikalischen Vorstellungen – wie es übrigens in solchen Kreisen des 20. Jahr-

---

60 Lenz (wie Anm. 58), 163–164.

61 Cf. dazu auch meinen Aufsatz: *Die Arzneimittel des Paracelsus* (wie Anm. 12).

62 Frater Albertus (wie Anm. 59), 7–8, zit. nach: Lenz (wie Anm. 58), 162.

hunderts üblich ist – indem er das alchemische Vervollkommnen mit einer Erhöhung der ‚Schwingungszahlen' identifiziert.

> [...] ist doch der Vorgang innerhalb der Natur ein ständiges Vervollkommnen; alles strebt seiner endgültigen prädestinierten Stufe zu. Demzufolge ist die Alchemie weiter nichts als ein Vorgang, der die Schwingungszahlen eines Bestandteils erhöht.[63]

ALEXANDER VON BERNUS (1880–1965) gründete 1921 in Heidelberg das *Laboratorium Soluna* zur Herstellung von spagyrischen Arzneimitteln. Bernus wurde einer der bekanntesten (und einflussreichsten) Spagyriker des 20. Jahrhunderts.[64] In einer nüchternen und eher zurückhaltenden Weise spricht Bernus über die Leistungen des Paracelsus; dabei wirft er den Wissenschaftlern des 20. Jahrhunderts – indirekt auch den Wissenschaftshistorikern – vor, dass sie nicht imstande seien, die ‚andere Seite' des Paracelsus (den „zweiten Paracelsus") zu akzeptieren bzw. zu verstehen.

> Der exoterische und einer heutigen Denk- und Forschungsweise – wenn immerhin mit Einschränkung – zugängliche andere Paracelsus gilt als Vorkämpfer auf allen den Gebieten der modern-wissenschaftlichen, insbesondere der medizinischen und pharmazeutischen Methoden, die im Verfolg in einer Disziplin auch zu der Chemotherapie von heute führten. Aber man muss das doch *cum grano salis* nehmen. Denn auch der zweite Paracelsus lässt sich nicht so kurzerhand auf eine runde Formel bringen, wie es die Vertreter jener Disziplin anstreben und sicher oft ganz ehrlich, aber eben auch durchaus im Geiste gerade jener zeitbedingten Denk- und Vorstellungsgewohnheiten, für welche eine anders orientierte Art der Anschauung gar nicht in den Bereich der Möglichkeit tritt. [...] Von diesem einseitigen Blickfeld aus, das fast ausschließlich noch immer das des heutigen exakten Wissenschafters ist, wird ebenso wie alles andere auch der Revolutionär und Neuanbrecher Paracelsus angesehen und beurteilt. Man übersieht jedoch dabei, daß Paracelsus eben von ganz anderen Voraussetzungen aus an die sich damals bildenden Probleme der Natur- und Geisteswissenschaften, nämlich von zwei für heutige naturwissenschaftliche Auffassung sich ausschließenden Seiten gleichzeitig herantrat, die aber nach der Formel der *Entsprechungen* sehr weitgehend harmonisieren. Denn wenn auch Paracelsus als der erste die moderne Chemotherapie inauguriert hat (sofern man

63 Frater Albertus (wie Anm. 59), 12, zit. nach: Lenz (wie Anm. 58), 163.
64 Siehe z.B. Helmstädter (wie Anm. 38), 150–151.

> diese Formulierung zulässt), so geschah es doch unmittelbar im Anschluss an die tiefere und gültige Erkenntnis, daß allen jenen chemischen und physikalischen Prozessen, die man im Laboratorium beobachtet und ausführt, stets auch ein geistig-seelischer Prozess, ein für das seherische Schauen wahrnehmbarer, übersinnlicher Vorgang zugrunde liegt. [...] Wenn also Paracelsus aus den Gegebenheiten und Notwendigkeiten seines Zeitalters heraus der Therapie und insbesondere dem Apothekenwesen neue, für eine anders orientierte Zukunft gültige Gesichtspunkte und Richtlinien zu geben sich die Aufgabe gestellt hatte, so geschah dies immer im Bewusstsein, daß es darüber hinaus noch eine andere geistige und höhere Anschauungsweise gäbe, die aber für die kommenden Jahrhunderte zunehmend mehr abklingen werde. [65]

Hervorzuheben ist die Rede von den „zeitbedingten Denk- und Vorstellungsgewohnheiten“, von den „ganz anderen Voraussetzungen“ bei Paracelsus, von dem „übersinnlichen Vorgang“, der „allen jenen chemischen und physikalischen Prozessen“ zugrunde liegt, von der „Anschauungsweise“, „die aber für die kommenden Jahrhunderte zunehmend mehr abklingen werde“ usw.

ANDREAS SCHULZ, 1965 geboren, von Alexander von Bernus beeinflusst, hat die *Hagalis-Assoziation* gegründet, die ein Laboratorium für spagyrische Arzneimittelherstellung – und später auch für Wasseranalyse – betreibt. Es ist interessant, dass Schulz, im Gegensatz zu anderen Spagyrikern, bei der Herstellung von Medikamenten keinen Alkohol benutzt.[66] Irmhild Mäurer beschreibt einige Besonderheiten der Arbeitsweise im Laboratorium *Hagalis* und der zugrunde liegenden ‚Philosophie‘ von Andreas Schulz in folgenden Worten:

> Von je her gilt der Umgang und die Beherrschung des Feuers als vornehmste und wichtigste Aufgabe im Bereich der Alchemie. Warum? Andreas Schulz erklärt diese Hochschätzung des Feuers wieder aus der Beobachtung von Naturvorgängen. [...] In einer tieferen Anschauung ist die Sonne aber nicht nur materielle Wärme. Die Sonne gibt die Kraft zum Wachstum. [...]

65 Alexander von Bernus, *Alchymie und Heilkunst*. 4. Aufl., Nürnberg: H. Carl, 1981, 64–66.

66 Siehe Irmhild Mäurer, „Zeitgemässe Alchemie. Das Laboratorium der Hagalis-Assoziation eröffnet Zukunftsperspektiven“, in: Figala/Gebelein (wie Anm. 11), 181–195.

> „Unser Feuer“, sagt Andreas Schulz, „sollte diese Wachstumskräfte in sich haben.“ Denn es geht in einem alchemistischen Labor darum, die lebendigen Kräfte, die lebensspendenden Kräfte zu gewinnen. Die Art und Weise der Wärmezufuhr, die Wärmequelle sowie die Dosierung, die gradmäßige Abstufung sind für das Gelingen eines Prozesses von großer Bedeutung. Man sollte die Substanzen kennen, mit denen man umgeht und wissen, ob eher ein Sandbad, ein Wasserbad oder die offene Flamme den Kräften zuträglich ist, die ich aus dem Pflanzen-, Mineral- oder Metallmaterial gewinnen möchte.[67]

Das klingt ganz nach paracelsischen Ideen. Irmhild Mäurer zitiert übrigens dabei die entsprechende Stelle aus der *Grossen Wundartzney* des Paracelsus:

> Nun seind vilerlei hiz, das feur, die son, der mist und die, so in ir selbs angeboren ist, und solcher hiz underscheit verstande also. wan du ein arznei legest in ein glas, stellest es an die son, so wird ein andere kraft daraus dan vom holz feur oder mist, auch im mist anders dan an der sonnen oder vom feur. auch ist ein underscheit in der hiz des sants, ein anderer in der hiz des wassers, ob sie gleichwol beide ein eußerliche hiz entpfangen haben, gleich eins wie das ander. darumb so mußtu dich fleißen, der hiz art zu erkennen und was die arznei für ein hiz begert, auf das gleich zum gleichen kom.[68]

Ein ziemlich bekanntes Buch aus der 2. Hälfte des 20. Jahrhunderts ist das *Praktische Handbuch der Pflanzen-Alchemie* von MANFRED M. JUNIUS.[69] In diesem Buch gibt es, wie erwartet, viele Verweise auf Paracelsus, wie auch auf andere Alchemiker (z.B. Basilius Valentinus), die meist Anweisungen betreffen, welche diese Autoren für die Herstellung von alchemischen (bzw. spagyrischen) Arzneien geben. In Bezug auf die Frage, ob manche heutige spagyrische Arzneien denjenigen des Paracelsus entsprächen, bemerkt der Autor, die Anweisungen des Paracelsus seien keineswegs eindeutig. Interessant ist aber, wie der Autor Paracelsus insgesamt beurteilt; interessant sind weiter seine Ansichten über die Beziehungen zwischen der paracelsischen Alchemie und den modernen Wissenschaften.

---

67 Mäurer (wie Anm. 66), 185–186.

68 Paracelsus, *Grosse Wundartzney* (wie Anm. 14), X, 92–93.

69 Manfred M. Junius, *Praktisches Handbuch der Pflanzen-Alchemie*. Interlaken: Ansata, 1982.

> Gewöhnliche Tinkturen, Aufgüsse, Dekokte usw. nutzen die Heilkräfte der Pflanzen, aus denen sie bereitet werden, zum Teil aus. Die spagyrische Aufbereitung „schließt die Pflanzen auf" und legt durch ihr eigenes Verfahren höhere Heilkräfte frei. [...] Man kann der Methodik der Spagyrik nicht gerecht werden, wenn man sie nach den Maßstäben der analytischen Chemie oder Pharmakologie misst, selbst wenn diese Wissenschaften auf ihre Art einen Teil der Wirkungen spagyrischer Heilmittel erklären können. So wie die Homöopathie ihre eigenen Erkenntnisse, Erfahrungen und Gesetze hat, die mit den bisher bekannten chemisch-analytischen Kenntnissen allein nicht fassbar sind, besteht auch die Spagyrik auf ihren eigenen Maßstäben, für welche sie ihre eigenen Vorstellungen und Symbole hat. [...]
>
> Wir dürfen die Spagyrik und die Alchemie als Ganzes nicht nur als eine Vorstufe der späteren wissenschaftlichen Chemie betrachten, es handelt sich eher um eine andere Betrachtungsweise der Natur und ihrer Kräfte, und seit die moderne Chemie und Medizin westlicher Länder, spätestens seit Virchow, einen völligen Bruch mit den chemischen und medizinischen Künsten der Vergangenheit vollzog, blieben ihnen viele Erkenntnisse der Spagyrik verschlossen. Es besteht ein etwas ähnliches Verhältnis zwischen Chemie und Alchemie wie zwischen Neurophysiologie und Akupunktur. [...]
>
> Wir fallen leicht in Versuchung, das gesamte alchemische Wissen der Vergangenheit mit den Maßstäben des gegenwärtigen Standes der Wissenschaften des Westens zu beurteilen. Das führt zu einer Entstellung bzw. zu einer unvollständigen Erkenntnis echter spagyrischer Zusammenhänge.[70]

Wir haben hier manche treffende Worte für jene, die nicht verstehen wollen, dass die heutige Chemie etwas ganz anderes ist als Alchemie bzw. Spagyrik – anders auch als die Anschauungen des Paracelsus. Trotzdem können das sogar Menschen nicht verstehen, die der Alchemie gegenüber eine sympathische Einstellung zu haben glauben. So schreibt etwa Johanna Arnold in einem Aufsatz von 2003:

> Im Falle einer alchemistischen Eisentinktur scheinen die magnetischen Kräfte von besonders vorrangiger Bedeutung zu sein.
>
> 1954 erhielt L. Pauling [...] für die Entdeckung der magnetischen Eigenschaften des Hämoglobins [...] den Nobelpreis. [...] Eisen ist ein wesentli-

70 Junius (wie Anm. 69), 12–14.

> cher Energieträger, weil es sich gut magnetisieren lässt. Hierbei werden die im Blut gebundenen Eisenteilchen „ausgerichtet“. Durch diese Polarisierung und Magnetisierung wird das Blut gestärkt. Die Magnetisierung des Blutes durch den Eisenanteil wiederum verringert die Oberflächenspannung im Wasser des Organismus. [...]
>
> Bedenkt man, dass der Mensch zu 60% aus Wasser besteht, dann wird der große Einfluss des Magnetismus auf den Organismus sinnfällig.[71]

Hier werden Dinge wie die alchemischen Eisentinkturen, der Nobelpreis von L. Pauling, die Oberflächenspannung des Wassers im Organismus usw. in einer nachlässigen und eigentlich unverständlichen Weise zusammengewürfelt.

Kräutermedizin

Nach Robert Jütte ist die Pflanzenheilkunde von heute in zwei Lager gespalten. Im einen befinden sich die Verfasser populärmedizinischer Kräuterbücher, die sich als Bewahrer der volksheilkundlichen Tradition sehen und sich dabei auf Vorläufer (Hildegard von Bingen, Albertus Magnus, Paracelsus, Pfarrer Kneipp u.a.) berufen. Im anderen Lager trifft man Phytotherapeuten an, die sich um eine Integration der Kräutermedizin in die Schulmedizin bemühen und ihre Therapien auf seriöse wissenschaftliche Studien stützen wollen.[72] Wir wollen hier keine scharfe Trennung zwischen den zwei Gruppen fordern – zumal oft heute eine gegenseitige Beeinflussung fühlbar ist; vielmals benutzen ja die Autoren populärmedizinischer Kräuterbücher Informationen aus wissenschaftlich orientierten Werken. Auf der anderen Seite bringen solche Autoren gewöhnlich keine theoretischen Überlegungen zur Wirkung der Heilkräuter vor, und, falls sie Paracelsus erwähnen, geschieht das meistens nur mit dem Namen, ohne eigentliche Darstellung der Ideen des Paracelsus.

---

71 Johanna Arnold, „Spagyrik in der Heilkunde“, in: Figala/Gebelein (wie Anm. 10), 171–179 (hier 178–179).

72 Jütte (wie Anm. 1), 169.

MANNFRIED PAHLOW, der Autor mancher bekannter (und ziemlich vielgelesener) Kräuterbücher,[73] schreibt in einem Büchlein mit dem Titel *Die Heilpflanzen des Paracelsus*, das als *Katalog der Paracelsus Kräuter-Promenade, 1993 im Schlosspark Hellbrunn, Salzburg, errichtet*, herausgegeben wurde:

> Heilpflanzen sind Pflanzen, die wegen ihres Gehalts an Wirkstoffen ganz oder teilweise zu Heilzwecken herangezogen werden. [...] Worauf diese Wirkung beruht, wußte man nicht; [...]
>
> Heute hingegen müssen wir uns nicht nur mit der Erfahrung zufrieden geben; wir kennen inzwischen das WARUM und das WIE der Heilpflanzenwirkung. Mit der Hilfe moderner wissenschaftlicher Methoden können im chemischen Labor die Inhaltstoffe jeder Pflanze isoliert, analysiert und mengenmäßig bestimmt werden. Durch klinische Experimente lässt sich die Wirkung prüfen und der Nutzen einschätzen.
>
> [...] Aber die Bedeutung einer Heilpflanze für unsere Gesundheit ist nicht allein durch Art und Menge der gefundenen Wirkstoffe gegeben; die ‚kleinen', die ‚unscheinbaren' Stoffe, die Begleit- oder Ballaststoffe bestimmen oftmals entscheidend die Wirkung mit. Wir lernen erkennen, daß eine Heilpflanze nicht allein Träger bestimmter Wirkstoffe ist, sondern ein Wirkprinzip: gewachsene Heilkraft. Die typische Wirkung einer Heilpflanze beruht letztlich auf der Gesamtheit aller ihrer Inhaltstoffe.[74]

Hier, in einem Werk, das den ‚Heilpflanzen des Paracelsus' gewidmet ist, findet sich kein Wort von der Auffassung des Paracelsus über die Wirkungen der Heilpflanzen, sondern nur die Bemerkung, dass auch Paracelsus wahrscheinlich nicht wusste, „worauf diese Wirkung beruht". Im Übrigen vertritt der Verfasser in beinahe skrupelloser Weise die vulgärwissenschaftliche Ansicht, die Wirkung der Heilkräuter hänge ganz von ihrem Gehalt an ‚Wirkstoffen' ab, obwohl er zugibt, dass die Wirkung „letztlich auf der Gesamtheit aller ihrer Inhaltstoffe" beruht – als ob man imstande wäre, diese Summe zu berechnen. Im Bezug auf die Signaturen-

73 Siehe z.B. Mannfried Pahlow, *Heilpflanzen. Natur und Gesundheit.* Straubing 1989; auch ders.: *Meine Heilpflanzen-Tees*. München 1984.

74 Mannfried Pahlow, „Was sind Heilpflanzen", in: P.F. Kramml; W. Strobl; R. Wilfinger (Hgg.), *Die Heilpflanzen des Paracelsus.* Salzburg: Amt der Salzburger Landesregierung, 1993, 11–12.

lehre scheint er die Ansicht zu vertreten, Paracelsus sei es zu verzeihen, da er diese Irrlehre von einfachen, ungelehrten Leuten (Badern, Zauberern usw.) übernommen hätte.

> Und nun geht man wohl nicht fehl, wenn Paracelsus bei der Suche nach den beliebten Heilpflanzen besonders „auf die Signaturen achtet". Daß die Phytotherapie, die Pflanzenheilkunde als wissenschaftliche Disziplin, die Signaturenlehre ablehnt, bedarf wohl kaum besonderer Erwähnung, wohl aber die Tatsache, daß Paracelsus sich nicht scheute, auf seinen Wanderungen sich auch um die Erfahrungen der Bader, der Zauberer, der heilkundigen Frauen, der Wundärzte, Klosterapotheker, einfältiger und kluger Leute zu kümmern, wenn nur Aussicht bestand, von diesen Neues zu erfahren. Und das alles hat er geprüft.[75]

Obwohl Paracelsus nur selten bestimmte, partikulare Signaturen beschreibt,[76] hatte er doch seine eigene strukturierte Theorie von den Signaturen.

> Die natur zeichnet ein ietlichs gewechs so von ir ausget zu dem, darzu es gut ist. […] wan das sol ein ieglicher arzt wissen, das alle kreft, so in den natürlichen dingen sind, durch die zeichen erkant werden, daraus dan folgt, das die physionomei und chiromancei der natürlichen dingen zum höchsten sollent durch ein ietlichen arzt verstanden werden. […] so nun in grunt sol gangen werden, so muß magica scientia der anfang sein und der grunt zum lernen. sol ein arzt reden und dem kranken sagen, das kraut ist also in seiner natur, und weißt magicam scientiam nit, so sagt er nerrisch. […] dan ir möchten sprechen, wer kan in das kraut sehen was in im ist? nein, alein sich sein zeichen an, so sichst dus alles, was in im ist.[77]

Oder an einer anderen Stelle, in einem seiner reifsten Werke:

> Der signator mag durch das signatum erkennen die tugent im selbigen corpus, es sei in kreutern, beumen, entpfintlichen oder unentpfintlichen. dan also haben die signatores vil medicamina, remedia und andere vires in natürlichen dingen gefunden, und wer nicht aus der signatur die kraft der kreuter

75 Mannfried Pahlow, „Über die Heilpflanzen des Paracelsus", in: Kramml et al. (wie Anm. 74), 14.

76 Das tut er z.B. für das Johanniskraut, siehe etwas weiter unten, Anm. 82.

77 Paracelsus, *Von den Natürlichen Dingen* (wie Anm. 13), II, 86–87.

> schreibet, der weiß nicht was er schreibt. er schreibet gleich als ein blinder, der weiß nit, was er schreibet.[78]

Dabei wird weiter klar, dass für Paracelsus die Signaturen nicht einfach für jeden lesbare Zeichen sind; damit man sie ‚lesen' kann, muss man ‚Signator' sein bzw. die ‚magica scientia' beherrschen.[79] Von dem Johanniskraut lesen wir bei Pahlow:

> Auch das Johanniskraut zählte zu seinen [Paracelsus'] Favoriten. Hierüber schrieb er in der Schrift „Buch von den ursprünglichen Dingen",[80] daß es ein vorzügliches Wundkraut sei und daß *die dollen phantaseien, die den menschen in verzweiflung bringen und nicht durch den teufel, sondern von natur* (sind). – Eine sehr treffende Feststellung, denn wir schätzen heute das Johanniskraut als leichtes Antidepressivum, als Sedativum für Frauen im Klimakterium und verwenden das Johanniskrautöl auch zur Wundbehandlung.[81]

Auch wenn man annehmen wollte, dass die von Paracelsus beschriebenen, durch Johanniskraut zu heilenden Zustände[82] der

---

78 Paracelsus, *Astronomia magna* (wie Anm. 13), XII, 173.

79 Dies ist wohl auch ein Grund dafür, dass Paracelsus nicht viele Signaturen von Heilpflanzen beschreibt.

80 Der Verfasser meint wohl das Buch *Von den natürlichen Dingen* (wie Anm. 13) II, 59–175, dort über Johanniskraut, 111 ff.

81 Pahlow (wie Anm. 75), 14.

82 Bei Paracelsus (wie Anm. 80, 113–114) steht: „Ich hab an etlichen orten gemelt, wie das aus dem signato sollen verstanden werden was im selbigen sei und was got in das selbig gelegt hab, dem menschen zu guten. das selbig signatum sol auch hie fürgenomen werden, nemlich die durchlöcherung, form der blettern und blumen und die est, auch die adern in den blettern. in solchem wil ich euch dise declaration geben, das die löcherung, so porosisch in seinen blettern sind, anzeigen, das dises kraut zu aller öffnung inwendig der haut, auch auswendigen ein hilf ist. auch was durch poros sol getriben werden, das ist, was das porosisch emunctorium antrift. auch sein blumen putrificiren sich in ein blutsform. das ist ein signatur, das zun wunden gut ist, und was von wunden komt, auch wo fleisch not ist zu ziglen, gebraucht sol werden. weiter seine adern auf den blettern ist ein signatum, das perforata all phantasmata austreibt im menschen, auch außerthalb. dan die phantasmata geben spectra, also das der mensch sicht geist, gespenst und hört solche fantasei und ist von natur. und sind die krankheiten, welche

heutigen psychiatrischen Diagnose der Depression teilweise entsprechen, ist es, meine ich, wenigstens etwas übertrieben, die von Paracelsus beschriebenen Wirkungen (gegen „phantasmata", „spectra", „krankheiten, welche die leut zwingen sich selbs zu töten, auch von sinnen komen" und dass sie „in toubsucht" fallen usw.) mit der heute anerkannten leichten antidepressiven Wirkung des Johanniskrauts wegzuinterpretieren.

Rudolf Fritz Weiss (1895–1992), eine der führenden Persönlichkeiten der (wissenschaftlichen) Phytotherapie im Deutschland des 20. Jahrhunderts – obwohl er betont, dass „die vulgäre *Kräuterheilkunde*" „*überwunden* werden muss" – warnt vor der einseitigen Präferenz (der offiziellen Medizin) für Reinsubstanzen:

> Es muß in jedem einzelnen Falle entschieden werden, ob Reinsubstanz oder Gesamtdroge therapeutisch wertvoller ist. Nur mache man sich frei von dem Vorurteil, daß für die Praxis immer die möglichst weit vorgetriebene Aufschließung der Droge das beste sei. Lediglich diese Einseitigkeit galt es zu bekämpfen.[83]

Weiter bezeichnet er eine bessere, unmittelbare Kenntnis der Heilpflanzen als eine vordringliche Aufgabe des Arztes:

> Der Arzt muß wieder Pflanzenkenntnis besitzen, wie es früher eine Selbstverständlichkeit war. Das ist wichtiger als manche physiologische, systematische oder anatomische Einzelheit. Er muß die Heilpflanzen, die er verordnet, wirklich einmal gesehen haben, damit er sich darunter etwas vorstellen kann. Der Arzt gewinnt so ein viel innigeres Verhältnis zu seiner Arznei. Nicht nur seine Kranken, er selbst wird davon den größten Gewinn haben.[84]

Hugo Schulz (1853–1932), Professor für Pharmakologie in Greifswald (1882–1920) und Verfasser vieler wissenschaftlicher Schriften, auch über Arzneipflanzen, vertritt eine offene Haltung,

---

die leut zwingen sich selbs zu töten, auch von sinnen komen, und fallen in toubsucht, aberwiz und dergleichen."

83 R. Fritz Weiss, *Die Pflanzenheilkunde in der ärztlichen Praxis*. Stuttgart: Hippokrates-Verlag, 1944, 10.

84 Weiss (wie Anm. 83), 16. Man sollte allerdings dabei berücksichtigen, dass das Buch während des Nazi-Regimes publiziert wurde.

sowohl Volksheilmitteln, als auch Heilmitteln, die außerhalb der herrschenden Medizin stehen, gegenüber.

> Man ist nur zu leicht geneigt, auf alles, was Volksmittel heißt, von der Höhe der Wissenschaft mit einer gewissen souveränen Nichtachtung herabzusehen. Ich habe es immer für einen Fehler gehalten, Anschauungen und Meinungen über irgendwelche Arzneiwirkung lediglich aus dem Grunde für irrig und damit für die Therapie verwerflich zu betrachten, weil sie sich, nach dem jeweiligen Standpunkte der Wissenschaft, nicht so ohne weiteres erklären lassen. Dasselbe gilt für die, auf Grund solcher, zunächst abwegig scheinenden, Anschauungen erzielten Heilerfolge.[85]

Schulz scheint Paracelsus gar nicht zu erwähnen. Dagegen gibt es bei ihm wiederholte Verweise auf Autoren wie Rademacher und noch mehr auf Hahnemann und seine Homöopathie.

Die Schriften des Kulturanthropologen und Ethnobotanikers WOLF-DIETER STORL[86] (geb. 1942) sind aus unserem Blickwinkel besonders interessant; denn der Autor hebt die geistigen Dimensionen der (Heil-)Pflanzen besonders hervor – wie die geistigen Wesenheiten, welche in den (Heil-)Pflanzen ‚wohnen' (bzw. sie ‚regieren'), die astralen Einflüsse, die Entsprechungen zwischen Makro- und Mikrokosmos usw. Seine Anschauungen, zwar in modernerer Sprache ausgedrückt, entsprechen oft denen des Paracelsus.

> In der alten europäischen Kräuterkunde sind die Leibesorgane keine zufälligen, im Laufe einer (darwinistischen) Evolution zustande gekommenen Zellenanhäufungen, die dem Gesetz der natürlichen Auslese unterworfen sind, sondern Brennpunkte kosmisch/planetarischer Kräftewirkungen. Diese innerleiblichen Vorgänge haben ihr Gegenbild im Makrokosmos, in den sieben Wandelsternen, die wir am Himmelsgewölbe beobachten können. [...] Die verschiedenen Pflanzengattungen haben da ihre jeweils spezifischen Wirkungen auf die verschiedenen Organe und ihre Funktionen. Die

---

85 Hugo Schulz, *Vorlesungen über Wirkung und Anwendung der deutschen Arzneipflanzen.* 4. Aufl., Ulm-Donau: K.F. Haug, 1956, 11.

86 Z.B. *Der Garten als Mikrokosmos.* 1. Aufl. 1982, 2. Aufl., Freiburg i. Br.: Bauer, 1988; *Von Heilkräutern und Pflanzengottheiten.* 1. Aufl. 1986, 3. Aufl., Braunschweig: Aurum, 1997; *Kräuterkunde.* Braunschweig: Aurum, 1996.

> Kunst ist, genau zu wissen, was die Planeten im Leib tun, mit welchem Planeten eine Pflanze verbunden ist und zu welcher günstigen Stunde man sie pflückt und eingibt.[87]

Auf der anderen Seite ist bei ihm die ‚Modernisierung' (beim Versuch zur Übersetzung in die ‚New-Age-Sprache') oft leicht übertrieben; wie er z.B. die Fünf-Entien-Lehre des Paracelsus erläutert:

> Die Ursachen [der Krankheiten bei Paracelsus] können folgende sein:
>
> 1. Siderische oder astrale Einflüsse überwältigen den Lebensleib.
> 2. Die Elemente überwältigen den Menschen. Dazu zählt das Einnehmen von Giften und Unreinheiten, falsche Ernährung, schlechte Hygiene, Blockierungen des Kreislaufs oder Stuhlgangs oder das dem Wetter und den Elementen (Hitze, Kälte, Nässe usw.) Ausgesetztsein.
> 3. Schlechte Angewohnheiten: Überessen, Saufen, Ausschweifungen usw.
> 4. Zügellosigkeit im Denken und Gefühlsleben: Unnötige Sorgen, Angst, Zweifel, Verwirrung, Verzweiflung, falsches Urteilen, Selbstbemitleidung usw.
> 5. Geistige Ursachen, die mitunter aus früheren Leben stammen können.[88]

Hier wird das ‚ens spiritale' zur „Zügellosigkeit im Denken und Gefühlsleben" usw. Oder es wird von „Ursachen, die mitunter aus früheren Leben stammen können" gesprochen – ist damit das ‚ens deale' anvisiert? Andernorts scheint er die Lehren des Paracelsus mit denjenigen anderer Autoren zu verwechseln:

> Wie auch in der Volksheilkunde sind bei Paracelsus die Krankheiten wesenhaft und dämonisch. Sie können nicht einfach zerstört werden, denn sie sind wandelhaft und treten in neuen Formen und an anderen Stellen auf. […] Nach Paracelsus kann das Leiden durch eine Pflanze, die eine der

87 Wolf-Dieter Storl, *Von Heilkräutern und Pflanzengottheiten*. 3. Aufl., Braunschweig: Aurum, 1997, 152–153.

88 Storl (wie Anm. 87), 54.

> Krankheit ähnliche Signatur aufweist, aus dem Körper gezogen werden nach dem Prinzip Gleiches heilt Gleiches. Mit Abführ-, Schwitz- oder Brechmitteln kann die Krankheit abgeführt, herausgeschwitzt oder erbrochen werden.[89]

Paracelsus sagt ja nicht, dass die Krankheiten nicht zerstört werden können – im Gegenteil: Die Arzneien, die Arkana sind stärker als die Krankheiten und können sie sogar wie ein starkes Feuer vernichten![90] Auch benutzt er nicht Abführ-, Schwitz- und Brechmittel.

‚Esoterische' Medizin

Obwohl es zweifelhaft sein könnte, ob es eine solche wohlumrissene Richtung innerhalb der Alternativmedizin gibt (Robert Jütte erwähnt ja keine derartige Richtung), ist bekannt, dass mehrere Esoteriker (z.B. Alice A. Bailey u.a.m.) über medizinische Dinge geschrieben haben; dass auch viele Leute in der alternativmedizinischen Szene von solchen Schriften beeinflusst werden. Wir beschränken uns hier auf Franz Hartmann und G. W. Surya.

FRANZ HARTMANN (1838–1912), Dr. med. und Mitarbeiter der Helena P. Blavatsky in den Tätigkeiten der Theosophischen Gesellschaft, hat auch ein Buch über Paracelsus geschrieben. Dort charakterisiert er die heutigen Ansichten über Paracelsus wie folgt:

> Es gibt dreierlei Ansichten über Paracelsus: diejenige von unwissenden Menschen, welche irgendwo gehört oder gelesen haben, daß er ein Scharlatan gewesen sei, und sich nun einbilden, dies zu wissen; dann die Meinung derjenigen, welche von seinen Schriften nicht viel wissen oder verstehen, aber glauben, daß die Errungenschaften der modernen Medizin viel größer seien, als zu Zeiten des Paracelsus, und ferner diejenigen, welche den Geist seiner Schriften erfasst haben und wissen, daß seine Heilkunst sich auf einer

89 Storl (wie Anm. 87), 54–55.

90 Siehe dazu meinen Aufsatz „Die Arzneimittel des Paracelsus" (wie Anm. 12).

> Höhe befindet, zu der die Wissenschaft unserer Akademien wohl erst in kommenden Jahrhunderten hinaufwachsen wird. Welche von diesen drei Meinungen die richtige ist, darüber möge der verständige Leser sich selbst ein Urteil bilden.[91]

Die Charakterisierung ist ziemlich treffend, obwohl man die Behauptung, dass die Medizin „erst in kommenden Jahrhunderten" auf die Höhe der Heilkunst des Paracelsus „hinauf wachsen wird" als unsachgemäß – bzw. als zu optimistisch – betrachten könnte. Auch wenn er die Rolle der unsichtbaren, geistigen Kräfte für das Funktionieren des Organismus hervorhebt – und deren Erkenntnis als notwendige Voraussetzung für eine gute Medizin – ist Hartmann den Anschauungen des Paracelsus recht nahe.

> Jeder Lebenstätigkeit in den sichtbaren Formen liegt das Vorhandensein unsichtbarer Prinzipien zugrunde; aber ein Prinzip kann nur durch sich selbst erkannt werden; ein prinzipienloser Mensch hat kein Verständnis für die Offenbarungen der Prinzipien in der Natur, insofern als er dieselben nicht selber besitzt. Die moderne Medizin hat, verblendet durch ihre Hingebung an die Beobachtung körperlicher Erscheinungen, die Einsicht in die allen Erscheinungen zugrunde liegenden ewigen Prinzipien verloren. Sie sieht nur die äußerlichen Formen, aber erkennt nicht den formenbildenden Geist. Sie sieht die Äußerungen der Tätigkeit des Lebens, aber von der alles bewegenden Kraft des Lebensprinzips in der Natur weiß sie nichts, weil es nur geistig erkannt werden kann.[92]

Manchmal scheint aber auch Hartmann dem Bann der modernen Medizin (und Pharmazie) nicht widerstehen zu können. So, wenn er ein Paracelsus-Zitat kommentiert, das von der *Quinta Essentia* handelt, welche „ein Geist [ist], gleich dem *Spiritus Vitae*, und der Lebensgeist des Dinges selbst, oder dessen Wesenheit" und in einer Fußnote hinzufügt:

> So könnte z.B. das *Strychnin* als die Quintessenz der *Nux vomica*, *Chinin* als die Quintessenz der Chinarinde betrachtet werden, u. dgl. m.[93]

---

91 Franz Hartmann, *Theophrastus Paracelsus von Hohenheim*. Calw: Schatzkammerverlag Hans Fändrich, o.J., 175.

92 Hartmann (wie Anm. 91), 179–180.

93 Hartmann (wie Anm. 91), 266.

Hier würde sich Paracelsus wohl im Grabe umdrehen.

DEMETER GEORGIEVITZ-WEITZER (1873–1949), bekannt als G. W. SURYA, hat über Paracelsus und über viele medizinische Themen publiziert.[94] In seinem Paracelsus-Buch kritisiert er die Paracelsusforscher seiner Zeit:

> Das war eben der große Fehler der meisten bisherigen Paracelsusforscher unserer Zeit, daß sie Paracelsus nur mit dem Maßstab der heutigen naturwissenschaftlichen Erkenntnis werteten und meinten, es genüge, Paracelsus bloß als tüchtigen, praktischen Arzt, Chemiker, Naturforscher in ihrem Sinne, und etwa noch als ‚Naturphilosophen' hinzustellen.[95]

Dass man Paracelsus nicht „mit dem Maßstab der heutigen naturwissenschaftlichen Erkenntnis" werten darf, ist klar. Auch dass die Anschauungen des Paracelsus ganz andersartig sind als diejenigen der modernen „materialistischen" bzw. positivistischen Wissenschaft.

> Und nun werden meine Leser nicht mehr überrascht sein, daß ein Mann wie Paracelsus, dessen geistige Sinne offenbar bis zu einem ziemlich hohen Grade geöffnet sein mußten, der überdies über eine wunderbare Intuition verfügte und ein geschickter Beobachter war, daß solch ein Mann also, der sowohl den Makro- als auch den Mikrokosmos mit ganz anderen Augen ansah (und auch viel von den Wechselbeziehungen des Makro- und Mikrokosmos wußte), naturgemäß zu ganz anderen Anschauungen über das Wesen und die Ursachen der Krankheiten kommen mußte, als ein einfacher Durchschnittsarzt oder ein Vertreter der materialistischen Naturwissenschaften. […] So kam es, daß Paracelsus nur immer von einer relativ kleinen Anzahl von Ärzten – und das gilt auch heute noch – verstanden wurde.[96]

---

94 Einige Titel: *Paracelsus – richtig gesehen*; *Hermetische Medizin*; *Okkulte Diagnostik und Prognostik*; *Die natürlichen Heilmethoden vom okkulten Standpunkt betrachtet*; *Astrologie und Medizin*; *Die verborgenen Heilkräfte der Pflanzen*; *Homöopathie, Isopathie, Biochemie, Jatrochemie und Elektrohomöopathie und deren Beziehungen zum Okkultismus.*

95 G.W. Surya, *Paracelsus richtig gesehen.* 3., durchges. Aufl., Bietigheim: Rohm-Verlag, 1980, 15.

96 Surya (wie Anm. 95), 129–130.

Anderswo beschreibt Surya in recht prägnanter Weise das Wesen der Krankheiten bei Paracelsus und die Art, wie sie durch die Arzneien vertrieben werden:

> Die Krankheit ist für ihn ein *lebendiges Wesen, eine Individualität*, und so ist es nicht zu verwundern, daß Paracelsus die Art der Heilung von Krankheiten durch *Arcana* als einen *Kampf zweier Individualitäten* auffaßt. Das ist allerdings die höchste Auffassung eines Heilungsprozesses, die wir bei Paracelsus finden. In der Abhandlung über das Arsen sagt er hingegen, das Gift der Arznei müsse das Gift der Krankheit zerstören; sonst vergleicht er den Heilungsprozeß auch mit dem Feuer, das die Dinge, das heißt die Krankheitswesenheiten verzehrt.[97]

Man könnte ihm zwar eine hagiographische Haltung Paracelsus gegenüber vorwerfen. Die oben angeführten Zitate rechtfertigen vielleicht einen solchen Verdacht – und stärker noch folgendes:

> Und ein solcher allerersten Ranges war Paracelsus, nicht etwa nur ein ärztliches Universalgenie, wie ein solches allerdings kaum in jedem Jahrtausend einmal der Welt geschenkt wird.[98]

Dabei sollte man beachten, dass es ja kein allgemein anerkanntes Messinstrument gibt, womit man bestimmen könnte, welche die wichtigste bzw. genialste Persönlichkeit eines Jahrtausend ist; so hat jeder eine gewisse Freiheit, seine eigenen Kriterien anzuwenden und seine eigene Überzeugung auszudrücken. Auf der anderen Seite vermeidet auch Surya nicht ganz, die Ergebnisse der Wissenschaft des 20. Jahrhunderts – dieser, seiner Meinung nach, ganz andersartigen, materialistischen Wissenschaft – zu benutzen, um die Ansichten des Paracelsus zu unterstützen. So z.B., wenn er von den ‚arsenikalischen' Einflüssen mancher Gestirne bei Paracelsus spricht:

> Das klingt für viele moderne Wissenschaftler sicherlich höchst wundervoll oder ‚bombastisch'. Aber lehrt die Spektralanalyse der Gestirne nicht ausdrücklich, daß wir beispielsweise in der Sonne alle chemischen Elemente,

97 Surya (wie Anm. 95), 172.
98 Surya (wie Anm. 95), 16.

> die wir auf Erden haben, auch vorfinden? Warum soll es dann nicht Gestirne geben, die eine vorwiegend arsenische Ausstrahlung besitzen?[99]

Andernorts wird sogar die Antikörperbildung mit Tätigkeiten des paracelsischen Archaeus identifiziert:

> In summa: *Paracelsus steht heute mit seinem ‚Archaeus' glänzend gerechtfertigt da.* Nicht nur der Naturwissenschaftler, sondern auch der moderne Arzt muss dies bezeugen; denn was ist die Abwehrtätigkeit des Organismus gegenüber äußeren Schädigungen (Antikörperbildung) anderes als eine Tätigkeit des wachsamen *Archaeus.*[100]

Dies ist umso erstaunlicher, als die Idee der Heilkraft der Natur eine uralte ist und in jeder Epoche der Geschichte der Medizin, in zeitgemäß abgeänderter Form, immer wieder auftaucht. An einer anderen Stelle charakterisiert Surya die ärztliche Erkenntnistheorie des Paracelsus in folgenden Worten:

> Was aber die spezielle Tätigkeit Hohenheims als Reformator der *ärztlichen* Erkenntnistheorie betrifft, so ist es sein großes Verdienst, daß er die Medizin als eine auf das *Experiment*, nämlich auf die *Erfahrung am kranken Menschen* (also nicht Experiment im Sinne reiner Laboratoriumsarbeit der modernen ärztlichen Wissenschaft) zu begründende Wissenschaft hinstellt, während man *vor* Paracelsus sich lediglich auf die Schriften der Alten und deren Kommentare und nicht auf eigene Beobachtung und Erfahrung stützte.[101]

Für einen Kenner der paracelsischen Erkenntnistheorie scheint es nicht sehr elegant, dabei das Wort ‚Experiment' zu benutzen, zumal Paracelsus sich so oft und scharf gegen das Experimentieren wendet. Und von der *„Erfahrung am kranken Menschen"* zu sprechen ist zwar nicht falsch, aber dabei gehen die eigentlichen, tiefgründigen Dimensionen des paracelsischen Begriffs der ‚Erfahrung' ganz verloren.[102]

---

99 Surya (wie Anm. 95), 52.

100 Surya (wie Anm. 95), 146.

101 Surya (wie Anm. 95), 181.

102 Für die paracelsische Erkenntnis- bzw. Erfahurungstheorie vgl. meinen Aufsatz: „Betrachtungen über den Sinn und die Rolle der Erfahrung bei Paracelsus. Teil A. Das ‚Sehen', die Theorie und die Vorgehensweise der Erfahrung", *Nova Acta Paracelsica N.F. 20/21* (2006/07), 65–83; „Teil B,

Einige Schlussbemerkungen

Ein allgemeines Urteil über die Beziehungen zwischen Paracelsus und der alternativen Medizin zu formulieren, ist nicht leicht, ja fast unmöglich. Dies war auch nicht der Zweck dieses Aufsatzes. Aufgrund der besprochenen Beispiele würde ich behaupten, dass die Autoren auf dem Gebiet der alternativen Medizin uns manchmal etwas zum besseren Verständnis der Ideen des Paracelsus liefern können. Auf der anderen Seite, wenn sie in einer unzulänglichen oder verdrehten Weise über Paracelsus schreiben, tun sie das meistens unter dem Einfluss der herrschenden Ansichten der heutigen wissenschaftlichen Medizin.

In einer neueren Publikation[103] will Heinz Schott festsetzen, was die gegenwärtige Biomedizin von Paracelsus lernen könnte. Als erstes erwähnt er folgendes:

> Die Biomedizin könnte lernen, die Macht des Geistes ernst zu nehmen, die sich in einer unsichtbaren Welt ausdrückt und ebenso real ist wie die sichtbare.

Ich würde dem ganz zustimmen, sofern mit ‚Geist' nicht einfach das Geistige, bzw. Seelische im Menschen – etwa im Sinne der Psychosomatik – gemeint ist, sondern das Geistige im Sinne des Paracelsus, das in allen „natürlichen Dingen" (wie Pflanzen, Mineralien usw.), aber auch in menschlichen bzw. tierischen Organen als ‚Gouverneur' präsent ist. Das ist, meiner Meinung nach, einer der wichtigsten Aspekte der paracelsischen Lehren – und einer, der für die heutigen Menschen, besonders die Wissenschaftler, am schlechtesten verdaulich ist. So etwas heben aber, wie wir gesehen haben, manche von den Repräsentanten der alternativen Medizin

---

Die ‚Stufen' der Erfahrung und das ‚Unsichtbare'", *Nova Acta Paracelsica, N.F. 22/23* (2008/09), 89–119.

103 Heinz Schott, „Blinder Fleck oder Projektionsfigur? Paracelsus und der medizinische Pluralismus heute", in: Albrecht Classen (Hg.), *Paracelsus im Kontext der Wissenschaften seiner Zeit.* Berlin/New York: de Gruyter, 2010, 217–228 (hier 226–227).

hervor – und in einer Sprache, die vielleicht für den heutigen Menschen verständlicher ist als diejenige des Paracelsus. Dass es auch andere gibt, „die ja manchmal nicht weniger von Hybris und technokratischem Denken strotzen, als gewisse Heilangebote der von ihnen attackierten Schulmedizin", wie Schott richtig bemerkt, rundet nur das Bild ab.

Nova Acta Paracelsica, N.F. 24&25 (2010/11), Seiten 103–124

Das fragmentierte Mosaik des Paracelsischen Schriftencorpus – Welche Aussichten haben die Übersetzungs- und Editionsarbeit?

ANDREW WEEKS

Anders als in den deutschsprachigen Ländern, wo Paracelsus zum kulturellen Erbe gehört, ist sein Name in den USA weitgehend unbekannt. Was sich Paracelsus nennt, könnte dem Klange nach ein Putz- oder Aufputschmittel sein. Dass er darüber hinaus auch noch Theophrastus Bombastus hieß, hilft noch weniger.

Wie kommt ein Amerikaner nun dazu, sich mit Paracelsus zu befassen? Vor fünfundzwanzig Jahren las ich mit Begeisterung die Historiker der französischen *Annales*-Schule. Ich las Emmanuel Le Roy Laduries Buch über die Ketzer von *Montaillou* und Carlo Ginzburgs Bericht vom frühneuzeitlichen Ketzer Menocchio in *Der Käse und die Würmer*. Dem Germanisten eröffnete sich ein neuer Zugang zur älteren Literatur. Mich beeindruckte es vor allem, dass man aus den Protokollen der Inquisition soviel Einsicht in die Lebensart und Denkweise obskurer Vorwelten gewinnen konnte. Wenn man aus fremder Hand soviel erfährt, dachte ich, wieviel mehr aus Zeugnissen erster Hand? Fast wie ein Einsiedler habe ich mich daraufhin ins massive und schwierige Werk des Jakob Böhme vertieft. Was mir schließlich als Schlüssel zu Böhmes Werk diente, waren altertümliche Kirchendoktrinen und Religionsstreitigkeiten, die den Dreißigjährigen Krieg mitverschuldet haben. Böhmes Auseinandersetzung mit den umstrittenen evangelischen Doktrinen der Realpräsenz des Leibes Christi im Abendmahl sowie der Ubiquität Gottes entsprach meinen säkularistischen und progressiven Erwartungen nicht. Allerdings ging Böhmes Hingabe an diese Lehren mit einer Betrachtung der Heliozentrik und Alchemie und mit einer Besinnung auf Toleranz und Religionsfrieden einher.[1]

Über Böhme kam ich bald auf andere verkannte Figuren der frühen Neuzeit. Ich gab meine vorgefassten Erwartungen auf und befasste mich mit der Übersetzung und Edition ihrer Schriften. Frische Impulse ergaben sich aus meiner Freundschaft mit den deutschen Editoren Horst Pfefferl (Weigel-Edition) und Hartmut Rudolph (Goldammer'sche Paracelsus-Edition sowie Bucer- und Leibniz-Editionen) und mit dem Schweizer Urs Leo Gantenbein, der die kritische Edition der theologischen Schriften des Paracelsus wieder aufgenommen hat. Eine bescheidene Einsicht führte dahin, dass man die Vereinnahmung dieser Autoren aufgeben sollte, um den Kontext ihrer Werke zu erforschen. Ohne ihr historisches Terrain zu erkunden, würde man das bisher Verkannte in ihren Werken kaum in den Blick bekommen. Die Paracelsusforschung beschäftigt sich allerdings seit fünfzig Jahren überwiegend mit Paracelsus' Nachwirkung statt mit seinem Werk. Das gilt für Allen G. Debus und Jole Schackelford und erst recht für das monumentale *Corpus Paracelsisticum* von Joachim Telle und Wilhelm Kühlmann.[2] Seit langem widmet man weitaus mehr Aufmerksamkeit dem Schatten des Paracelsus als dem Schriftwerk, das den Schatten einst geworfen hat.

1 Die Ergebnisse meiner Böhmeforschung befinden sich in Andrew Weeks, *Boehme, An Intellectual Biography of the Seventeenth-Century Philosopher and Mystic.* Albany: State University of New York Press, 1991.

2 Beeinflusst von Walter Pagel, verfasste Allen G. Debus bedeutende Studien zu den englischen und französischen Paracelsisten. Jole Shackelfords *A Philosophical Path for Paracelsian Medicine,* The Ideas, Intellectual Context, and Influence of Petrus Severinus, 1540–1602, Copenhagen: Museum Tusculanum Press, 2004, kennt Paracelsus nur vermittelt durch Pagel oder anhand von übersetzten Auszügen. Gründlich informiert über Paracelsus' Werk, doch geneigt, dasselbe durch den Filter der Wirkungsgeschichte und Sachliteraturforschung zu betrachten, ist die in Entstehung begriffene mehrbändige Rezeptionsedition von Wilhelm Kühlmann and Joachim Telle, Hgg., *Corpus Paracelsisticum*, Bd. I, *Der Frühparacelsismus*, Teil I und II. Tübingen: Niemeyer, 2001, 2004.

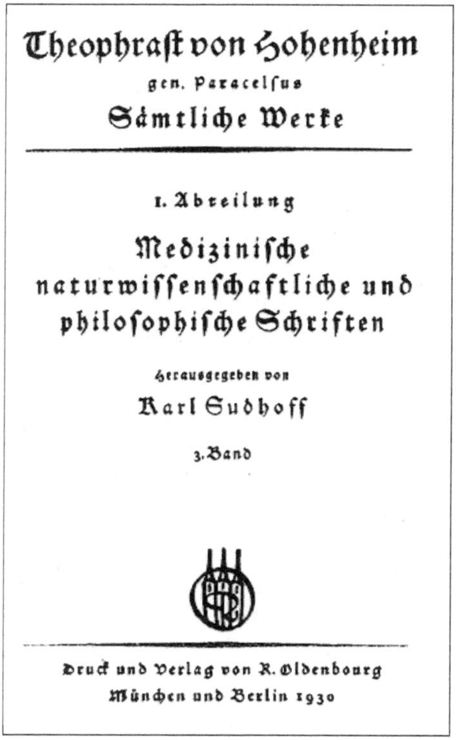
Theophrast von Hohenheim
gen. Paracelsus
Sämtliche Werke

1. Abteilung
Medizinische
naturwissenschaftliche und
philosophische Schriften

Herausgegeben von
Karl Sudhoff
3. Band

Druck und Verlag von R. Oldenbourg
München und Berlin 1930

Karl Sudhoff, Theophrast von Hohenheim, genannt Paracelsus, *Sämtliche Werke*. Abt. 1, Bd. 3. München und Berlin: Oldenbourg, 1930

Vor sieben Jahren begann ich die wichtigsten Schriften ins Englische zu übersetzen und zu kommentieren. Das Projekt führte zur Beschäftigung mit den Aufgaben und Problemen der historisch-kritischen Edition und zum Problem des „fragmentierten Mosaiks“, das mein Thema ist. Als ich meine Arbeit aufnahm, bevorzugte ich noch Karl Sudhoffs Edition.[3] Sudhoff ging von Huser aus.[4] Sudhoffs philologische Arbeitsweise und sein medizinhistorischer Ruf erweckten Vertrauen. Nun sind seine Leistungen als

3 Zitiert wird als „S“ Theophrastus von Hohenheim, gen. Paracelsus, *Sämtliche Werke,* hgg. Karl Sudhoff und Wilhelm Matthießen, 1.Abt., Medizinische, naturwissenschaftliche und Philosophische Schriften. München 1922–1933. Zitiert wird als „W“ Paracelsus, *Essential Theoretical Writings,* hg., übersetzt und eingeleitet von Andrew Weeks. Leiden: Brill, 2008.

4 Theophrastus Paracelsus, *Bücher und Schriften,* hg. Johannes Huser. Basel 1589–1591; Nachdruck Hildesheim, New York 1971, wird als „H“ zitiert.

Medizinhistoriker und Paracelsusforscher wirklich unbestritten, doch seine Paracelsus-Edition war ein Alterswerk. Der 1853 Geborene leistete 1894 Bahnbrechendes mit seiner *Bibliographia Paracelsica.* Deren Erscheinen, gleichzeitig mit dem 400-jährigen Jubiläum des Geburtsjahres Hohenheims,[5] markierte einen bedeutenden Höhepunkt sowohl in seiner Laufbahn als auch in der Paracelsusforschung. Erst dreißig Jahre später begann der 70-Jährige seine moderne Paracelsus Edition herauszubringen, die am Ende eine Neuedition von Huser geblieben ist. Sudhoff musste Husers Schätze aufbewahren und dennoch zeitgemäßer sein. Wozu sonst eine Neuedition?

Problematischer als Sudhoffs Alter war sein Zeitalter. Nach dem Ersten Weltkrieg wurde die Gestalt des Paracelsus emblematisch für die deutsche Volkskrise. Der erste Teil von Erwin Guido Kolbenheyers Paracelsus-Romantrilogie erscheint 1917. Im zweiten von 1921 sublimiert der Romanheld, parallel mit Sudhoffs Erstlingsband (Band 6, 1922), die Weimarer Krise und den erwünschten nationalen Aufbruch. Der dritte Romanteil mit dem schicksalhaften Titel *Das dritte Reich des Paracelsus* erscheint 1925. Roman und Edition wurden von einer gemeinsamen nationalen Gesinnungswelle getragen. Sie sehen sich sogar im Druckbild ähnlich.

Unter diesen Umständen ist es kein Wunder, dass Sudhoff im Unterschied zu Husers thematischem Aufbau die Neuedition soweit wie möglich chronologisch einzuteilen bemüht war. Bei Huser fehlte die Chronologie, die bei Kolbenheyer im Vordergrund stehen musste. Im Zuge der symbolischen Aufwertung des Paracelsus als historische Gestalt bemühte sich Sudhoff, seine Neuedition chronologisch zu gestalten. Sudhoffs Ton verrät, dass er auf Heldenmütiges bedacht ist, einen kernigen deutschen Mann im Auge hat. Manche Leser des dritten Bandes haben vermutlich über dessen Titelbild gestaunt. Dort akzeptiert Sudhoff eine

5 Vgl. Karl Sudhoff, „Ein Rückblick auf die Paracelsus-Jahrhundertfeier“ (*Monatshefte der Comenius Gesellschaft* 4 [1895], 115–22), in: *Paracelsus*, hg. Udo Benzenhöfer. Darmstadt: WBG, 1993.

Zeichnung Hans Holbeins des Jüngeren als Lebensbild eines jungen „Paracelsus im Sturm und Drang". Außer dem Hörensagen überzeugt Sudhoff hauptsächlich der Hinweis, dass die Zeichnung aus der Sammlung des mit Paracelsus bekannten Bonifacius Amerbach stammt und ohne Titel ist.[6]

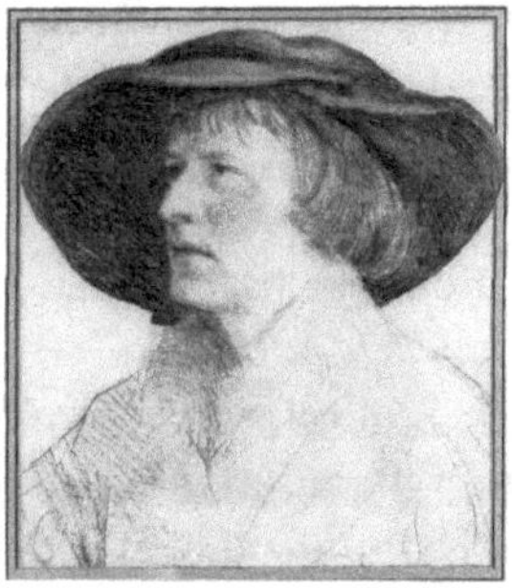

Die von Karl Sudhoff als Frontispiz dem dritten Band seiner Paracelsus-Ausgabe vorangestellte Holbein-Zeichnung: Hans Holbein d. J., Bildnis eines Mannes mit Schlapphut. Kupferstichkabinett der Öffentlichen Kunstsammlung Basel, Inv. 1662.32 (um 1528/30). Aus: Kunstmuseum Basel, Hans Holbein d. J.: *Zeichnungen aus dem Kupferstichkabinett der Öffentlichen Kunstsammlung Basel.* Basel 1988; S. 227, Nr. 70.

Abgesehen von den Einleitungen und einem dürftigen Apparat am Ende jedes Bandes entbehrt Sudhoffs Edition jeglichen Kommentars. Es gibt außerdem noch einige tiefere Strukturfehler. Die chronologische Einteilung ist teils einwandfrei, oft jedoch willkür-

6 In S 3, liii (im Mai 1930), bezweifelt der 77-jährige Sudhoff am Bild keineswegs, dass uns das „gütige Geschick" den „Paracelsus im Sturm und Drang" überliefert habe und zwar – wie in Kolbenheyers Roman – als „Mittelpunkt dieses schwärmenden Kreises begeisterter Jünglinge". Sudhoff weiß sogar, dass der Abgebildete „das rechtmäßig erworbene Barett von Ferrara verschmähte und den Schlapphut überstülpte, weil das Blondhaar auf dem Scheitel ihm schon dünner zu werden begann". Doch er überlässt die Dokumentierung dem nächsten Band, S 4, xxxix. Dort heißt es lediglich, dass das Bild im Besitz des dem Paracelsus bekannten Bonifazius Amerbach dadurch auffiel, dass es keinen Namen trug und dass daher jene Person „allgemein bekannt war, bei der sich mithin eine Beischrift erübrigte". Fernerhin, „Künstlerisch-technische Gesichtspunkte weisen, wie der Monograph der Handzeichnungen des jüngeren Hans Holbein, der Basler Kunsthistoriker Paul Ganz klargelegt hat, die Entstehung des fraglichen Bildes in das Jahr 1526." Dies, plus vages Hörensagen, lieferte nach Sudhoff eine Abbildung eines vom Kreise „begeisterter Jünglinge" gefeierten Helden. Die mitfeiernden Jünglinge sind nicht abgebildet.

lich oder direkt falsch. Die im ersten Band enthaltenen Schriften werden einer frühen Schaffensperiode zugeordnet. Es heißt „um 1520“. Doch weil alle Evidenz für diese frühe Datierung fehlt und manches dagegen spricht, nimmt Sudhoffs letzte Monographie im Todesjahr des Medizinhistorikers (1936) das Datum 1520 zurück und räumt ein, dass keine Schrift in dieser Abteilung vor 1526, Paracelsus' Zeit am Oberrhein, entstanden sei.[7] Manche Schriften in Band 1–3 und auch in den Bänden 13 und 14 müssen undatierbar bleiben, wobei Sudhoff die klare relative Datierbarkeit vieler Schriften übersieht, die offensichtlich auf die Basler Zeit von 1527–28 zurückblicken. Jede zukünftige Editionsarbeit wird entscheiden müssen, ob sie chronologisch oder thematisch vorgeht.

Auch in der Behandlung der Textversionen ist Sudhoff indifferent. Paracelsus' Werk ist reich an Versionen und Parallelfassungen. Weil Sudhoff deren Verhältnis ungeklärt belässt, wird die Edition zu einem Sammelsurium von Versionen, die unübersichtlich zusammengestellt sind. Hinzu kommt, dass Sudhoff gelegentlich Husers Wortlaut, und nicht nur zur Vereinheitlichung der Rechtschreibung, abwandelt. So gibt es neben hilfreichen Lesarten bei Sudhoff auch bedenkliche Veränderungen. Wenn bei Huser steht:

> Auß der fantasey eigens kopffs wirt solches nicht verstanden/ sondern auß dem Liecht der Natur/ das angezündt wirdt durch den Heiligen Geist/ welcher seiner Schuler weißheit vnd verstandt offenbart/ durch jhre wercke [...] (H 2, 32, Z. 4–7; W 136).

– heißt es dagegen bei Sudhoff:

> [...] aus der fantasei eigens kopfs wird solches nicht verstanden sonder aus dem liecht der natur, das angezünt wird durch den neunten himel, welcher seiner schuler weisheit und verstand offenbart durch ire werke [...] (S 8, 80, Z. 17–20; vgl. 399).

Die Erklärung in Sudhoffs Anmerkungen für diese Lesart ist nicht aufschlussreich. Sudhoffs Veränderung kommt nach zwei Seiten

7 Vgl. Sudhoff, *Paracelsus: Ein deutsches Lebensbild aus den Tagen der Renaissance.* Leipzig: Bibliographisches Institut, 1936, 19–20.

noch einmal vor (W 140; H 2, 34; S 8, 82). Später lässt er wiederum diesen wichtigen Satz wie bei Huser stehen: „der Heilig Geist ist der anzünder des Liechts der Natur" (W 268; H 2, 85), eine Aussage, die auch im späteren mystisch-spekulativen *Labyrinthus Medicorum* bestätigt wird (vgl. H 2, 224f.). Sudhoff griff willkürlich zur *Paragranum*-Ausgabe Adam von Bodensteins, um auf Kosten der Konsequenz die Macht „des neunten Himmels", bzw. der Natur, zu erhöhen und die des Heiligen Geistes zu vermindern (S 8, 15; vgl. 399). Das entspricht einer Grundtendenz in der Paracelsusforschung. Auf Biegen und Brechen will man verhindern, dass die Autorität des Naturphilosophen sich von der angeblichen Naturerfahrung löst und sich der Theologie oder gar Erleuchtung verschreibt.

An einer anderen Stelle verwandelt Sudhoff ‚Gebot' in ‚Gebet' (W 400). ‚Gebot' war richtig, denn es ging im Kontext um das Gebot Christi in Matthäus 10.8 („Machet die Kranken gesund, reiniget die Aussätzigen, wecket die Todten auf, treibet die Teufel aus. Umsonst habt ihr es empfangen, umsonst gebt es auch", usw.). Das sind Worte, die die apostolische Autorität und religiöse Ausrichtung der Paracelsischen Medizin bestätigen. Während das Wort ‚Gebet' als fromme Formel gelesen werden kann, zeigt ‚Gebot' das volle Ausmaß des religiösen Fundaments seiner Medizin und unterminiert dabei ein Wunschbild der Medizingeschichte und Sachliteraturforschung. Man wünscht sich, wie ich in meiner jugendlichen Begeisterung, einen weniger mystischen, eher praktisch-progressiven Paracelsus.[8]

8 Als einer, der auf seine säkularistische Auffassung von Böhme und Paracelsus enttäuscht verzichten musste, habe ich zwar Verständnis für die Behauptung im *Corpus Paracelsisticum,* Bd. I, Paracelsus habe „mit grundsätzlicher Deduktion und in Auseinandersetzung mit der zeitgenössischen Medizin zuerst im *Labyrinthus medicorum"* sich gegen die Spekulation geäußert (244, Anm. zu 57–58). Ablehnung der Spekulation gibt es zwar bei Paracelsus, doch ungenierte Spekulationen überwiegen die antispekulative Haltung bei weitem. Es kommt hinzu, dass die nüchterne Haltung, die man ihm damit unterstellt, sich unmöglich in Einklang mit seinen Schriften bringen lässt, zumal es im *Labyrinthus* selbst heißt, „so muss ein ietlicher medicus theoricus aus got reden; dan aller anfang ist aus ime und er ist alles

Als Vorlage für eine Übersetzung kommt Sudhoffs Edition daher kaum in Frage. Das gilt umso mehr für Will-Erich Peuckerts gekürzte Edition und Bernhard Aschners Übersetzung ins Neuhochdeutsche. Beide hatten auf anderem Gebiet Verdienste, Peuckert in der Volkskunde und Aschner in der Medizin. Beide zeigten in ihrer Handhabung des Corpus die Stärken und Schwächen ihrer Berufsorientierungen. Peuckerts Stärke lag in einfühlsamen Biographien und historischen Arbeiten, die leidenschaftlich, doch von markanter Distanzlosigkeit gekennzeichnet sind. Peuckert verlegt seine Erläuterungen in den überarbeiteten Text hinein, und zwar direkt dem Paracelsus in den Mund, eine Bauchrednermethode der Editionsarbeit. Aschner war eine tragische Figur, ein exilierter österreichischer Jude und verdienter medizinischer Forscher, dessen Karriere in Wien verhindert wurde und dem man nach 1945 in Wien und Salzburg die Anerkennung unkollegial verweigerte. Seine Korrespondenz liegt im Wiener Universitätsarchiv vor.

Mir ging es darum, den besten deutschen Text mit klärenden und zusammenhängenden Kreisen zu umgeben. Zu diesen Kreisen gehört die Übersetzung als Interpretation. Der deutsche Text sollte dabei als Quelle und Richtmaß die primäre Instanz bleiben. Der beste Text ist oft der Husersche. Kurt Goldammer bestätigte 1971 in seiner Einleitung zum Faksimile-Nachdruck der Huserschen Edition von 1589 deren Vorzüge und Leistungen.[9] Der Schlesier aus Groß-Glogau habe, meinte Goldammer, „nach der einzig möglichen Methode, die damals so wie heute die grundsätzlich richtige war“, gearbeitet: „durch Aufspüren, Sammeln und Vergleichen der ältesten und besten Textzeugen, in diesem Falle möglichst der Paracelsischen Originalien“ (ix). Das auto-graphische Material, mit dem Huser einst arbeitete, ist längst verloren. Doch Goldam-

in allen“ (S 11, 200). Oder „so sol sich keiner verlassen alein auf das papier sonder auf die illumination, die da ausgehet von dem, der selbst das liecht ist“ (201). Es wäre ein Denkfehler, gegen frühneuzeitliche Irrationalität vorgehen zu wollen, indem man die Augen vor ihr verschließt: man unterliegt ihr dann erst recht.

9 Huser I (Nachdruck Hildesheim, New York: Olms 1971). Kurt Goldammers Vorwort zu Band 1 wird zitiert.

mers Vergleiche mit den erhaltenen Drucken und Handschriften bestätigten Husers Verdienste. Wo man den Vergleich ziehen konnte, so meinte Goldammer, „erwies sich der Husersche Text als der weitaus beste“ (xiii). Selbstverständlich gibt es bei Huser weder Orthographie noch Kommentar im modernen Sinne.

*

Was sind nun die Aussichten auf eine wissenschaftliche Edition des Paracelsischen Gesamtwerks? Früher oder später ist sie meines Erachtens nicht nur wünschenswert, sondern unverzichtbar. Paracelsus schrieb vermutlich das zweitgrößte deutsche Corpus des 16. Jahrhunderts. Es ist vielseitig, gedankenreich, teils lebensnah, teils phantastisch und voll ungelöster Rätsel. Die Nachwirkung ist von Pagel, Debus, Telle, Gilly und anderen gesichert worden. Das theologische Werk wird jetzt in einem neuen Ansatz ediert. Warum sollte das übrige Werk ausgeschlossen bleiben? Kein Kenner leugnet Sudhoffs Mängel, und Huser oder Peuckert kommen als Standardeditionen überhaupt nicht in Frage. Es muss daher besser früher als später eine neue Paracelsus-Edition geben. Meine Frage als Übersetzer war, welche Schriften mit Vorrang übersetzt werden sollten. Die Frage für eine künftige Gesamtausgabe wäre: Wie sollten sämtliche Schriften, darunter die undatierten, geordnet werden? Sind sie chronologisch oder thematisch einzuteilen? Eine Analogie kann uns vielleicht helfen.

Die zu ordnenden Schriften sind den Resten eines fragmentierten Mosaiks vergleichbar. Denken wir an die zersplitterten Mosaike von Aquileia. Wie wäre am konsequentsten vorzugehen? Man müsste die festen Teile, besonders die zentralen Ensembles, in der Zusammengehörigkeit intakt belassen, in der sie überliefert worden sind. Manche Teile könnte man ihnen anschließen, um einen ursprünglichen Grundstock wieder herzustellen. Andere Stücke wären zu beschädigt oder abgeschliffen für den Anschluss. Diese würde man thematisch oder inhaltlich gruppieren: blau zu blau, braun zu braun. Hier die Teilchen eines Wassermotivs, dort die eines Fisch- oder Felsenmotivs.

Am zentralen Ensemble hätten wir ein Boot mit drei Fischergestalten. Die eine Gestalt breitet ein Netz aus. Nehmen wir nun ein Wassermotiv und ein Fischmotiv und legen sie zum unteren Rande des Bootes hin. Wir geben damit dem Netz seinen Sinn. Doch ohne materiellen Beleg dürfen wir nie behaupten, diese Fragmente gehörten ursprünglich dorthin, genauso wenig wie wir eine Datierung ohne Beleg ankündigen dürfen. Es gibt andere schlüssige Ordnungen. Das Felsenmotiv und das Lammmotiv lösen das Motiv der beflügelten Fischergestalten auf. Es sind die evangelischen Menschenfischer, von denen Jesus spricht. Wir sind dabei nicht *einem* Prinzip, sondern mehreren gefolgt, um ein Maximum an Sinn zu erschließen. Wir behaupten nicht, dass unsere edierte Mosaikordnung ursprünglich sei. Aufschlussreich ist sie allemal. So müssen wir in der Einordnung sowohl textkritisch als auch hermeneutisch, sowohl chronologisch als auch thematisch vorgehen.

Für meinen ersten, bereits vorliegenden Band habe ich *Das Buch Paragranum* und die „paramirischen" Schriften (*Opus Paramirum* und die angeschlossenen Werke vom *Tartarus*, von der *Matrix* und von den *Unsichtbaren Krankheiten*) gewählt. Das sind Schriften, die thematisch umfassend und weitgehend abgeschlossen sind. Sie erheben Ansprüche, ein System zu bilden und nehmen eine Stellung zwischen Früh- und Spätwerk ein. Als datierte Werkmitte machen sie bei Huser oder Sudhoff jeweils zwei Bände aus. Mit Übersetzungen und Kommentar ergaben diese Schriften einen Band von 975 Seiten, Paracelsus. Essential Theoretical Writings, der 2008 bei Brill erschienen ist. Das ist der Grundstock, das zentrale Ensemble des fragmentierten Mosaiks.

Unter gleichzeitiger Berücksichtigung chronologischer und thematischer Prinzipien sehe ich folgende Bände zur Ergänzung des Grundstocks vor. Das Spätwerk vertreten die „Kärntner Schriften" von 1537–38: *Das Buch von den tartarischen Krankheiten*, die *Sieben Defensiones*, der *Labyrinthus medicorum errantium* mitsamt Widmung und auch noch die *Kärntner Chronik.* Die *Astronomia Magna* wird von Dane Daniel und Heinz Schott übersetzt. Welche Schriften gehören aber zum Frühwerk? Leider kann man nicht mit Sicherheit sagen, welche Schriften früh wären oder was „früh" bei Paracelsus heißt. Wir dürfen vermuten, aber absolute Gewissheit wird es für viele Schriften nie geben, und die durch Sudhoffs Fehleinschätzungen verursachte Verwirrung sollte uns eine Mahnung gegen unbegründete Datierungen sein. Vorgesehen werden daher keine nummerierten oder durchgehend jahrgangtragenden Bände, sondern eine Auswahl, welche um den Mittel- und Bezugspunkt der von mir bereits bearbeiteten Schriften von 1530–31 gruppiert ist. Zur Werkmitte gehören Schriften, die einen Anspruch auf ein System erheben. Zu ihrem Kern hinzu kommen erstens die ausgesonderten Elemente des Systementwurfs (Grundlagenschriften) und zweitens die späteren Verarbeitungen dieses Systems, bzw. seiner Komponenten (Kärntner Schriften), oder aber der alternative Systementwurf der *Astronomia Magna* (die von Daniel und Schott unabhängig bearbeitet wird).

Es ergibt sich für meine Auswahlausgabe dadurch folgende Einteilung. Unter A wird thematisch und unter B und C chronologisch geordnet. Die Nummern 1 bis 4 beziehen sich lediglich auf die geplante Reihenfolge der Bearbeitungen.

A. zunächst zu bearbeitende Grundlagen-Schriften
   2. Grundlagen der Naturphilosophie (*Philosophia de Generationibus et Fructibus quatuor Elementorum* H 8, 54–159, *De Meteoris* H 8, 177–249, *De Mineralibus* H 8, 334–362 und weitere Schriften zur Theorie der Substanzen)
   3. Grundlagen der Medizin und Anthropologie (Volumen *Medicinae Paramirum* H 1, 1–64, *Das Spital-Buch* H *Chirurgische Schriften* 309–323, *Liber de Generatione Hominis*, H 8, 160–176 und weitere Schriften zur medizinischen Anthropologie)

B. bereits erschienene Systemschriften von 1530–31
   1. Ausgereifte Systemschriften (Das Buch *Paragranum* und die „*Paramirischen*" *Schriften: Opus Paramirum, De Tartaro, De Matrice* und *Von den unsichtbaren Krankheiten*)

C. ferner vorgesehene spätere Schriften
   4. 1537–38: *Kärntner Schriften*, *Astronomia Magna*

Die zwei Grundlagen-Bände werden vorgesehen, weil sie zur Werkmitte passen, wie die Fische zum ausgebreiteten Fischernetz. Als ein Werk des Grundstocks baut *Paragranum* (1530) auf den bereits erarbeiteten oder zumindest entworfenen „Säulen“ der Philosophie, Astronomie und Alchemie auf. Ausarbeitungen zu diesen zwei Säulen findet man in aufschlussreicher Form in der *Philosophia de Generationibus et Fructibus quatuor Elementorum*, sowie in *De Meteoris*. *De Mineralibus Liber* kann aufgrund seiner allgemein gehaltenen thematischen Verwandtschaft als Ausarbeitung der Säule der Alchemie gelten. Diese drei Schriften beinhalten Elemente, die eine zeitliche Nähe zu den Schriften von 1530–31 durchaus plausibel machen. Fragt man jedoch, ob ihre Verwandtschaft mit den Säulen ebenfalls dadurch entstanden sein könnte, dass der Autor sich später aus unbekanntem Anlass einer bereits abgehandelten Thematik wieder zuwandte, lässt sich dies keineswegs ausschließen. Ob die Grundlagenschrift vor oder nach 1530 entstanden sei, bleibt insofern offen. Ergänzt sie aber die Ausführungen der entsprechenden Säule, so wird dadurch bereits Wesentliches zum Verständnis des Gesamtwerks beigetragen. Dasselbe gilt für die paramirischen Schriften von 1531. Die ihnen zugedachten Grundlagenschriften der Medizin und Anthropologie müssen vor allem geeignet sein, jene Hauptschriften zu ergänzen.

Zu den Grundlagen der Medizin gehört bestimmt das *Volumen Paramirum* (*Buch von den fünf Entien*). Zur medizinischen Tugend empfiehlt sich *Das Spital-Buch*. Zum Tartarus-Begriff, zur Frauenmedizin oder zu den „Geisteskrankheiten“ bleibt die Auswahl offen. Als 64-Jähriger nehme ich mir höchstens weitere drei Großbände von maximal 1.000 Seiten pro Band vor.

Da die allermeiste Arbeit freilich zukünftigen Forschergenerationen überlassen werden muss, möchte ich hier nur einige Hinweise geben. Thematische Bände zu einzelnen Krankheiten wie Pest oder Epilepsie sind wünschenswert. Die Schriften zur Syphilis sind nicht nur thematisch, sondern als Vorarbeiten zu den Hauptschriften von 1530–31 entwicklungsmäßig interessant, ebenfalls die Schriften aus Basel und Colmar. Die technischen Alchemie-Schriften bedürfen einer gesonderten fachmännischen Behandlung, wie auch die umfangreiche Gruppe der Schriften zur Wundarznei. Die kleineren Schriften zu den übernatürlichen Grenzerscheinungen der Natur, die von einem starken mentalitätsgeschichtlichen Interesse sind, lassen sich entweder getrennt oder zusammen bearbeiten. Die bereits erschienenen *Essential Theoretical Writings* verzeichnen Bezüge zu den meisten Schriften des Paracelsus.

Urs Leo Gantenbein verschafft der neuen theologisch-sozialethischen Abteilung eine angemessene Organisation.[10] Mein Ziel bleibt, vorerst eine möglichst aufschlussreiche Auswahl mit englischen Übersetzungen und kritisch edierten Originalen nach Huser herzustellen.

**

Nun kommt die Frage nach dem Gewinn aus einer Übersetzung nebst kritisch edierter Quelle. Meiner Meinung nach ist der Erschließungseffekt erheblich. Die Übersetzung liefert eine Interpretation, die im Original transparent verankert ist. Beiden sind Apparate unterlegt, die den Text mit konzentrischen Kontextualisierungen umgeben. Sudhoffs Kleinschreibung und Kommentarlosigkeit wirken nivellierend. Sein Paracelsus hinterlässt den Eindruck, dass vieles eine selbst erfundene Schönrednerei sei. Der Eindruck wird durch den Kommentar überwunden. Wo vorher ein eintöniger Wortschwall Seite für Seite den Leser betäubte und verwirrte, erhebt sich eine differenzierte, pointierte Abhandlung, die den Leser persönlicher anzusprechen vermag. Durch den Kommentar werden Anspielungen aufgeschlüsselt. Korrelative Begriffspaare tauchen auf. Sinnreiche Wortwitze schleichen sich ein. Man merkt

10 Zum vorläufigen Plan s. Urs Leo Gantenbein, Neue Paracelsus-Edition. Paracelsus, *Theologische Werke I* (Vita beata. Vom glücklichen Leben). Berlin, New York: de Gruyter, 2008, 69.

bedeutsame Interrelationen zwischen den Schriften und ihren Varianten. Metaphern oder Leitmotive wiederholen sich durch das Werk hindurch.

Literarische Strukturen treten hervor, die mit dem mikro-makrokosmischen Denkschema konform sind. Ich nenne sie „extended allusions“ (was eher als Beschreibung denn als Begriff gemeint ist). Es handelt sich um durchgezogene Analogien, die variiert werden und dabei zwei auseinander liegende Bereiche verknüpfen, so z.B. die Bibel mit der Alchemie oder die Natur mit dem Körper und seinen Gebrechen. Der Titel *Paragranum* spielt auf das biblische Sinnbild des Weizenkorns oder Samens (*granum*) an. Das *granum* müsse in der Erde verfaulen, um Früchte zu tragen. Vom „Samen“ ausgehend, führen verästelte Anspielungen auf weitere Bibelstellen (Joh 12,24; Mt 13 oder 17; 1 Kor 15,37 etc.). Man merkt eine parallel entwickelte Thematik der Kräuter, die in der Erde oder kraft der Alchemie verfaulen müssen, um medizinisch wirksam zu werden. Man findet ferner Bezüge zur sogenannten Zwei-Leiber-Doktrin von Tod und Auferstehung (der Körper sei *nudum granum* nach dem Apostel Paulus).

Die durchgezogenen Anspielungen verknüpfen alte und neue Medizin mit dem Alten und Neuen Testament. Im Sinne dieser Analogie ist das Gesetz des Alten Testaments dem *Regimen Sanitatis* vergleichbar. Die Wiedergeburt im Sinne des Evangeliums entspricht der alchemistisch erneuten Arznei. Die biblische Weltgenese vergleicht sich mit der gynäkologischen Geburt. Die pathologische Blindheit entspricht der spirituellen Blindheit der Sektierer. Die Urkräfte von Gott und Teufel wirken in den geordneten, heilsamen, bzw. schädlichen Naturprozessen nach. *Manna* und *Mumia* waren geläufige Begriffe im Arzneischatz der damaligen Zeit. Nach dem Muster der verlängerten Analogie stehen nun die Kräfte des Manna denen der Mumia gegenüber. Im Manna wirkt der Himmel im irdischen Bereich, in der Mumia wirkt die Kraft des Lebens im Tode nach. Das sind keine Floskeln. Sie verdeutlichen eine Denkweise und Weltanschauung. Himmel und Erde, Leben und Tod, Heilsames und Heiliges, Leib und Geist: alle Bereiche wirken aufeinander ein, wie Mikrokosmos und Makrokosmos aus ihrer Verwandtschaft heraus wirken. Das Ineinander der Bereiche kennzeichnet das zwiespältige Weltgefühl der Zeit. Himmel und Hölle, Leben und Tod, Geist und Natur: alles vermischt sich, bekräftigt sich gegenseitig und bedarf der klärenden Theorie des naturphilosophisch versierten und vom Heiligen Geist erleuchteten Arztes.

Die Vermischung der Bereiche führt zu Wortspielen. Es gibt skatologische Wortspiele, die das Höhere mit dem Niederen verwechseln. Paracelsus verhöhnt die falschen Ärzte mit ihren dreckigen Verdiensten. Ihre falschen Leistungen hätten es verdient „neben anderen Oepffeln/ wie ein Roßdreck zu schwimmen“ (W 280; H 2, 92). Man muss das fehlende Wort *Pferdeäpfel* ergänzen, um Sinn und Witz zu verstehen. Luther hat sich laut Grimm skatologische Spielereien mit diesem Wort geleistet. Der Grobianismus war bekanntlich mehr als Grobheit: er protestierte gegen die humanistische Beschönigung. Noch ein Beispiel: zur Unterscheidung des Lebendigen, das vom Gestirn herrührt, vom Irdischen, in dem sich Lebendiges ausbrütet, schreibt Paracelsus: „Sehet an den Roßkäfer wauon er wechßt: nit auß dem Roßzirck/ sonder auß derselbigen Constellation/ darnach in jn falt/ darnach wechßt er oder nit“ (W 166; H 2, 43). Laut Grimm war „Zirk“ im sechzehnten Jahrhundert doppeldeutig. „Zirk“ bedeutete laut Grimm sowohl Kot, wie hier, als auch Sternenhimmel, den Bereich der Konstellationen. Der Sinn des Witzes geht dahin, dass die Dummen das Gestirn mit dem Kot verwechseln. Eine sinnreiche Neuschöpfung ist Paracelsus' Wort von der „magischen Arbeit“ der Verdauung: magisch im Sinne des Magens und im Sinne des magisch arbeitenden Archäus, des Alchemisten im Bauch (W 567).

Solche Wortspiele und Zweideutigkeiten deuten auf die Grenzbereiche im Denken eines Zeitalters hin. Es gibt eine zwielichtige Zone der Naturmagie, in die man die heilende Wirkung der Heiligengräber oder -relikte verweist. Zwiespältig ist diese Zone, insofern ihre Wirkungen kein unmittelbares Gotteswerk seien, d.h. kein Heil durch den Glauben, sondern auf der Seite der Naturheilmittel stünden. Die Heiligengräber sind mit der *Mumia* vergleichbar, obwohl sie nach dem heutigen Verständnis magisch und übernatürlich sind. Gegen die Vergöttlichung ihrer Wirkungen tadelt Paracelsus das naive Volk, das dereinst die „Artzneyischen zeichen vnnd werck [...] für Götter geachtet [...] ehe dann man wuste/ was *Rhabarbara* war" (W 868; H 1, 300). *Rhabarbara* bringt das Heilkraut Rhabarber (oder „Barbara Kraut") mit der Heiligen Barbara durcheinander, wie eine darauffolgende Anspielung auf die *Species Bertholdi* ebenfalls zwischen der natürlichen Materie und dem wunderwirkenden Heiligtum äquivoziert.

Ich habe viel Wert darauf gelegt, zu jedem obskuren Wort Erklärungsansätze zu liefern, obwohl man oft versucht ist, das Obskure obskur bleiben zu lassen. Paracelsus schreibt z.B.: „nicht ein härle ist am Menschen/ das die *testa* nit begreiff vnd hundertfach anzeige" (W 114f; H 2, 25). Was könnte diese *testa* sein? Sollte man das Wort als eine abgewandelte Form von *testis*, dem Geschlechtsorgan, oder *testis*, „Zeuge/Zeugnis" deuten, oder als Pluralis zu *testum*, „tönerner Topf"? Zum Glück gibt es noch eine Bedeutung von *testa*, und zwar als Eierschale. Das passt wiederum zum kosmologischen Modell vom Ei, übrigens einer Vorstellung aus dem Mittelalter. Durch den Querverweis auf das Gesamtwerk findet man dann die entsprechende Definition des Paracelsus: „*testa, id est coelum*" (S 4, 125). Sucht man in der *Patrologia Latina* nach, so findet man das Modell vom „Ei" bei Hildegard von Bingen, deren Name bei Paracelsus vorkommt. Es gibt denselben kosmologischen Sinn von *testa* in Honorius Augustodunensis *De imagine mundi*, ja, sogar unter Einbeziehung des rätselhaften Paracelsischen Terminus *limbus*, als Gürtel der die Erde umkreisenden Zonen (W 180f).

Aus den Mosaikbildern von Aquileia erfährt man fernerhin etwas über die Adriafischer, sowie über den Missionsgedanken im antiken Christentum. Können wir ebenfalls etwas über Paracelsus' Lebenswelt aus seinen Details erfahren? Ich denke, dass selbst die Ambivalenz, Unklarheit und Mehrdeutigkeit seiner schwer erfassbaren Termini und Anspielungen etwas Zeitspezifisches und Allgemeines zum Ausdruck bringen. Himmel und Erde, Heiliges und Profanes, Geist und Materie, hoch und niedrig sind durcheinander geraten. Die Verzweiflung und Skepsis in Dürers *Melencolia I* oder Agrippa von Nettesheims *De Vanitate et Incertitudine Scientiarum et Artium* sind weitere Zeugnisse desselben Zeitgeistes. Die theologischen Themen des Paracelsus betrafen das ungeklärte Verhältnis des Himmlischen und des Irdischen. Er fragte immer wieder nach der Ewigkeit der Gottesmutter oder der rechten Auffassung des Abendmahls. Die offizielle Kirche, die solche Fragen einst verbindlich regelte, ist zur Zielscheibe des Hohns geworden. Nur wenige Jahrzehnte später übernimmt Michel de Montaigne vom angeschlagenen Weltbild des Mittelalters eine Auffassung, wonach der Mensch „in dem Schlamme und Unflathe der Welt wohnet, dass er an das schlechteste, lebloseste Theil dieses Ganzen, an das unterste und von dem Himmelsgewölbe am weitesten entlegene Stockwerk nebst denen Thieren […] gebunden und angenagelt" sei – und dennoch in seinem Hochmut „sich durch seine Einbildung über den Kräis des Monds schwingen, und den Himmel unter seine Füße bringen" will.[11] Nicht nur Paracelsus rang um Klarheit zwischen Schlamm und Sternen.

Es war mir ein Anliegen, Hohenheim zu Hause in seinem Zeitalter aufzuspüren. Luther, Fracastoro, Brunfels, Georg Agricola und Michael Kohlhaas waren Zeitgenossen. Rabelais war sein Arztkollege und ungefährer Altersgenosse. Spätere Visionäre seines Jahrhunderts, wie der Autor des *Faust*-Buchs, Shakespeare oder Cervantes, teilten mit ihm noch die materielle Kultur dieses Zeitalters. Sein Arztkollege Rabelais war zwar ein ganz anderer Mensch, doch wie er ein medizinischer Außenseiter. Beide verfassten Kommentare zu den *Aphorismen des Hippokrates*. Rabelais schrieb *Pantagruel* in denselben Jahren, als Paracelsus den Durchbruch seiner Schriften von 1530 erzielte. Der Franzose nennt dieselben Arzneien, die es bei Paracelsus gibt. Das ist verständlich, da sie

11 Michel de Montaigne, „Schutzschrift für Raimond von Sebonde", in: *Essais II*, nach der Übersetzung von Johann Daniel Tietz, 1753–54. Zürich: Diogenes, 1992, 33.

sich im Arzneischatz der Zeit befanden. Es gibt sogar die Hypothese, dass das fünfte (umstrittene und posthum erschienene) Buch in den Kapiteln zur *Dame Quintessenz* den Einfluss von Paracelsus oder den Pariser Paracelsisten zeigt.[12] Meiner Meinung nach ist es aber interessanter, der Frage einer indirekten Gemeinsamkeit, vermittelt durch die Kultur ihrer Zeit, nachzugehen. Das erschließt die materielle und geistige Welt ihres Jahrhunderts eingehender als die ohnehin fragwürdige unmittelbare Einflussnahme des einen auf den anderen. Vergleicht man die *Concordance des Oeuvres de Rabelais* mit dem von Martin Müller erstellten Registerband zu Sudhoffs Edition, so findet man die gemeinsame materielle Kultur der beiden. Sie kennen beide das himmlische Manna und die makabre Mumia, beide die anmutigen Kräutermittel, deren Kraft mit Schönheit einhergeht, Lavendel, Nenufar, Verbena, sowie die unguten Mittel, deren Wirkung mit einer abstoßenden Natur verbunden ist, wie *Helleborus foetidus* (stinkender Nieswurz) oder die exotischere *assa foetida*, „Teufelsdreck", ein schmerzstillendes Mittel aus Asien (W 124f). Besonders reichhaltig sind in Rabelais' Drittem Buch das Anfangskapitel („Lob der Schulden und der Schuldner") und das Schlusskapitel („Lob der Pflanze Pantagruelion"). *Pantagruel* ist voller Arzneien, welche beide kannten. Immerhin waren die Riesen und der Zauber beiden ein Thema.

Beide kennen und nennen in der Pflanzenwelt ihres Heimatlandes einen Baum, der als „Terpentinbaum" mit dem Balsambaum aus fernen Ländern rivalisieren könne: die Lärche. So schreibt Paracelsus: „wie der Balsambaum vbertrifft in seinen Landen alle andere Beum/ also der Terpentinbaum all andere Beum in Teutschen Landen" (H 7, 109).[13] Beide wissen auch, dass das Giftige ins

12 Vgl. *Rabelais Encyclopedia*, „Fifth Book" (zur Echtheitsfrage vgl. Alfred Glauser, 1975, sowie zu den neueren Studien dafür Mireille Huchon, *Rabelais Grammarien.* De l'Histoire du Texte aux Problèmes d'Authenticité, Geneva: Droz, 1981 (Études Rabelaisiennes 16); vgl. „Alchemy" zur Frage des Paracelsischen Einflusses auf Rabelais' Fünftes Buch).

13 François Rabelais, *Gargantua und Pantagruel I* (Buch III, Kap. 52). Frankfurt am Main: Insel, 1974, 429: „Und ebensowenig vergleicht damit jene

Heilsame verwandelt und verfeinert werden könne. Man pflegt bei Rabelais im Sinne des Michail Bachtin vom grotesken Humor der tabuisierten Körperfunktionen zu reden. Rabelais schöpfte dabei allerdings aus einer zwiespältigen Lebenswelt, die er mit seinem Kollegen teilte.

Paracelsus soll durch den Vergleich mit Rabelais weder gelobt noch getadelt, sondern als Mitbewohner einer versunkenen Welt verstanden werden. Wenn die Denkmalpfleger die alten Dome mit grellen Farben nachmalen, haben manche wenig Freude daran, selbst wenn man weiß, dass das Grelle echt war. Die grauen Steine waren doch vertraute Freunde. Paracelsus ist ein graues Monument, dessen wahre Farben restauriert werden müssen. Erst wenn es möglich wird, sein Werk im Kontext zu erfassen, kann zwischen der echten Nachwirkung seines Denkens und der opportunistischen Vermarktung seines Ruhmes unterschieden werden.

***

In der Paracelsusforschung gibt es daher viel Arbeit. In Deutschland, Österreich oder der Schweiz sind die Voraussetzungen für diese Arbeit optimal. Die erforderlichen Handschriften und Archive, die besseren Wissenschaftler und stärksten Traditionen sind hier. Es gibt Aufgaben aller Schwierigkeitsgrade, die zur Erschließung seines Werkes beitragen könnten. Der Vergleich von Text-

Baumart, wie wundervoll sie sonst auch ist […]. Ihr Stamm gibt ein so vorzügliches Harz, dass Galen es sogar dem Terpentin gleichstellt; unter ihren zarten Nadeln sammelt sie den feinen Himmelshonig, das Manna, und obgleich sie harzig und ölig ist, ist sie unverbrennbar. Im Griechischen und Lateinischen heißt sie *Larix*, die Alpenbewohner nennen sie Lärche […].“ Zur gemeinsamen Quelle des Stellenwerts der Lärche, vgl. Russell Meiggs, *Trees and Timber in the Ancient Mediterranean World.* Oxford: Clarendon Press, 1982, 248f. Berichte von Plinius, Lucan und Vetruvius (der seine Informationen Cäsar zuschreibt) meldeten wundersame Eigenschaften der in den nördlichen Alpenwäldern befindlichen Lärche, die enorm hoch wachse und feuerfest bleibe.

varianten oder die Erforschung von Terminologien würden bereits Wesentliches leisten. Der Jammer der wissenschaftlichen Arbeit liegt im ergebnislosen Leerlauf. Man leistet saubere Arbeit, die ohne Echo bleibt. Hier muss das nicht der Fall sein.

In meiner Erfahrung gibt es nichts Spannenderes als die Erforschung von unbekannten Terminologien und Begriffen. Für jeden problematischen Terminus muss es mehrfache Belege geben, wie auch Querverweise auf das Gesamtwerk. In der Begriffsforschung gibt es manche Aufgaben, die für eine Seminararbeit geeignet sind, und andere, die sogar für eine Doktorarbeit taugen würden. Ich denke etwa an den Begriff des Tartarus, der, wie mein Kommentar zeigt, aus tiefen und verworrenen Wurzeln wächst und faszinierend fruchtbare Blüten trägt.

Viele Forschungen lassen sich mit den Mitteln eines guten Lesesaals vollenden. Falls man die von Olms nachgedruckten alchemistischen Lexika von Bodenstein, Dorn und Ruland nicht besitzt, kann man als Datei oder Nachdruck Zedlers *Universallexicon* konsultieren. Zedler stammt zwar aus dem frühen 18. Jahrhundert, aber er stützt sich immerhin auf hervorragende anonyme Kenner des Paracelsischen Werks und zitiert daher meist einschlägige Belegstellen. Es gibt die brauchbaren modernen Nachschlagewerke wie das *Lexikon des Mittelalters*, zu dessen Mitarbeitern ausgezeichnete Paracelsus-kenner zählen. Es gibt Marzells *Pflanzennamen* und *Das Handbuch des deutschen Aberglaubens.* Das *Oxford English Dictionary* ist ein Geheimtip, denn die Belege zu den lateinstämmigen englischen Wörtern schöpfen ja aus mittelalterlichen Quellen. Grimms *Deutsches Wörterbuch* übertrifft sicher jede andere Nachschlagequelle. Brauchbar sind außerdem die neuen Konkordanzen zu Plinius, Dioscorides, Rabelais, sowie zur *Biblia Vulgata.* Zur *Patrologia Latina* gibt es eine brauchbare Datei, wenn man eine Bibliothek hat, die einem Zugang dazu gewährt. Das in Entstehung begriffene Züricher Paracelsus Projekt und Lexikon werden in Zukunft besonders wesentliche Dienste leisten.

Nach dem Vorbild des Züricher Paracelsus Projekts möchte ich Studenten und Paracelsusfreunde zur Mitarbeit animieren. Wer wissenschaftliche Rätsel liebt und eine Magisterarbeit schreibt, könnte etwa folgendes Projekt in Erwägung ziehen. Man nehme die zwei kurzen Fragmente zu Podagra (Gicht) in Sudhoffs Band eins und vergleiche sie erst mal mit Huser und zweitens miteinander. Erstes Rätsel: Was sagt der Vergleich über die Kompositionspraxis des Paracelsus aus? Zweites Rätsel: Welche Hinweise in diesen Versionen verweisen auf ein anderes Entstehungsdatum? Das dritte, zäheste Rätsel ergibt sich aus der konsequenten Inkonsequenz der zwei Parallelfassungen: Was bewegte den Autor zum Salto vom Hundersten ins Tausendste, und zwar wiederholt? Selbst ohne diese Rätsel zu lösen, können wir aus den vernachläßigten Fragmenten eine Ernte von Begriffsbestimmungen an Land ziehen.

Eine junge Generation von Paracelsus-Forschern hat von sich aus die Notwendigkeit der Editionsarbeit und Übersetzung eingesehen. Die ins Stocken geratene Edition der Paracelsischen *Theologica* ist durch Urs Leo Gantenbein wieder in Gang gekommen. Eine neue Tendenz bei jüngeren Paracelsusforschern fällt auf. Die Amerikaner Dane Daniel und Amy Eisen Cislo und der Australier Cedric Beidatsch haben die Bedeutung der Übersetzung erkannt. Cislo hat eine Monographie zum Thema „Embodiment“ bei Paracelsus geschrieben.[14] Sie übersetzt dazu das einschlägige Werk zur *Gebärung der empfindlichen Dinge aus der Vernunft*. Daniel hat seine Doktorarbeit über Paracelsus’ *Astronomia Magna* geschrieben[15] und übersetzt diese Schrift in Zusammenarbeit mit dem Bonner Medizinhistoriker Heinz Schott. Es leuchtet jungen Wissenschaftlern ein, dass eine überzeugende Beweisführung aussichtslos bleiben muss, solange das Werk unzuverlässig oder unzugänglich ist.

---

14 Amy Eisen Cislo, *Paracelsus's Theory of Embodiment.* Conception and Gestation in Early Modern Europe. London: Pickering and Chatto, 2010.

15 Dane T. Daniel, *Paracelsus' ‚Astronomia Magna' (1537/38).* Bible-Based Science and the Religious Roots of the Scientific Revolution. Dissertation, Indiana University, Department of History and Philosophy of Science, 2003.

Schon lange ist nicht mehr Paracelsus das Ziel der Forschung, sondern *unser* Paracelsus, ein Objekt, das in vielen Varianten vorkommt: unser Paracelsus von der Heimatkunde, von den Kolbenheyer-Freunden, von Salzburg, Dresden oder der Schweiz, von der Esoterik und von der Sachprosaforschung, wobei jede Auffassung nach Belieben aus dem Werk die Belege holt, die sie benötigt. Selbst die aufwendig betriebene Erforschung der Nachwirkung bleibt unsicher und sinnlos, solange das Werk aus praktischen Gründen zu wenig bekannt ist, ebenso wie ein Schatten täuschen kann, solange seine Quelle unerkennbar ist. Jeder denkende Brite weiß, dass ohne sein Werk, unser Shakespeare vergleichsweise trivial wäre, und jeder weltoffene Franzose, dass unser Balzac ein lächerliches Zerrbild der französischen Kultur darstellen würde. Erst wenn die Kultpfleger unseres Paracelsus neuen Impulsen Platz machen, wird die Zeit gekommen sein, diesen merkwürdigen frühneuzeitlichen Autor als Autor wahrzunehmen und seiner immer noch lebendigen Stimme zu horchen.

Nova Acta Paracelsica, N.F. 24&25 (2010/11), Seiten 125–156

Le retour de Gérard Dorn sur la scène éditoriale de Bâle (1577–1578)

DIDIER KAHN

Gérard Dorn est l'un des acteurs principaux de la publication à Bâle des œuvres de Paracelse.[1] Dès 1567, sur les presses de Pietro Perna, dans la St. Johanns-Vorstadt, travaillait un tandem de choc: Adam von Bodenstein et Gérard Dorn.[2] Bodenstein éditait en allemand les textes du médecin suisse, et Gérard Dorn traduisait en latin certains des traités édités par Bodenstein, mais aussi des textes de Paracelse édités à Cologne ou ailleurs.[3] Les traductions de Dorn visaient les pays non germanophones – c'est-à-dire l'Italie, l'Angleterre, l'Espagne, mais surtout les Pays-Bas et la France, où existait, comme le signalait Dorn lui-même, une forte demande de traductions d'œuvres de Paracelse.[4] Il faut rappeler à cet égard que presque aucun traité du médecin suisse ne fut traduit en langue française au XVIe siècle (ni même au XVIIe), excepté la

1 Sur Dorn (c. 1530/1535–c. 1584?), voir Didier Kahn, „Les débuts de Gérard Dorn d'après le manuscrit autographe de sa *Clavis totius Philosophiæ Chymisticæ* (1565)", in: Joachim Telle (Hg.), *Analecta Paracelsica.* Stuttgart: Steiner, 1994, 59–126; D. Kahn, *Alchimie et paracelsisme en France à la fin de la Renaissance*. Genève: Droz, 2007, 196–199 et 207–213; Wilhelm Kühlmann et Joachim Telle, *Corpus Paracelsisticum*, vol. I–II: *Der Frühparacelsismus.* Tübingen: Niemeyer, 2001–2004 (désormais: Kühlmann-Telle, *CP* I, *CP* II), ici *CP* II, 130, 133–135, 823–963.

2 Sur la localisation de la maison de Perna, voir Leandro Perini, *La vita e i tempi di Pietro Perna.* Rome: Edizioni di Storia e Letteratura, 2002, 385. – C'est dès février 1567 que Dorn fit équipe avec Bodenstein. Voir Karl Sudhoff, *Bibliographia Paracelsica.* Berlin: Reimer, 1894, 145–146 et 148. Pour un commentaire de ces pages où Sudhoff cite Bodenstein évoquant ses „élèves", voir Kühlmann-Telle, *CP* I, 109. Sur A. von Bodenstein (1528–1577), voir *CP* I, 104–110 et *passim.*

3 Voir plus loin, Annexe 2.

4 Sudhoff (1894), 174; Kahn (2007), 198–199.

Grosse Wundartzney, traduite à deux reprises (1567 et 1589), et plusieurs des écrits sur la peste (1570).[5] On peut y ajouter, si l'on veut, le *De vita longa* (mais cette traduction de 1576 demeura manuscrite)[6] ainsi que le *Liber de nymphis* – mais il s'agissait moins d'une traduction que d'une adaptation très abrégée, sans aucune mention du nom de Paracelse, et noyée dans les commentaires de Blaise de Vigenère au livre I de sa traduction de Tite-Live (1583).[7] Les traductions latines étaient donc, au XVIe siècle, pratiquement le seul et visiblement le meilleur moyen de faire connaître les œuvres de Paracelse hors des pays de langue allemande.

De 1568 à 1570, Dorn publia ainsi à Bâle, outre ses propres ouvrages – c'est-à-dire les trois parties en deux tomes de son Chymisticum *Artificium* (1568–1569) et son *Lapis Metaphysicus* (1570) –, huit volumes de traductions latines de Paracelse, tous chez Pietro Perna.[8] Mais l'année suivante (1571), voici que Dorn demande – et obtient *manu militari* – sa radiation de l'Université de Bâle, où il s'était immatriculé à une date indéterminée.[9] Le

5 Paracelse, La grande, vraye & parfaicte Chirurgie […], trad. Pierre Hassard. Anvers: Guillaume Silvius, 1567; Paracelse, La Grand Chirurgie […] traduite en François, de la version Latine de Josquin d'Alhem Medecin d'Ostofranc […], trad. Claude Dariot. Lyon: pour Antoine de Harsy, 1589. Paracelse, De la Peste, et de ses causes et accidents […], trad. Pierre Hassard. Anvers: Christophe Plantin, 1570. Sur le contenu de ce dernier ouvrage, voir Sudhoff (1894), 181–182.

6 Paris, BnF, ms. fr. 928, f. 138r–175r: Le premier (→ quatriesme) Livre de Philippe Theoph. Paracelse De la longue vie, ou conservation et prorogation de la vie, faict françoys du latin l'an commençant 1576. J'ai présenté brièvement cette traduction et situé son auteur en 1998, dans une partie encore inédite de ma thèse.

7 Voir Henry de Montfaucon de Villars, Le Comte de Gabalis, ou Entretiens sur les sciences secrètes. Avec l'adaptation du Liber de Nymphis de Paracelse par Blaise de Vigenère, hg. Didier Kahn. Paris: Champion, 2010.

8 Voir plus loin, Annexe 2.

9 Entre 1567 et 1570. Sur cette affaire signalée dans Kahn (2007), 212, voir Hans Georg Wackernagel, *Die Matrikel der Universität Basel*. Bâle: Verlag der Universitätsbibliothek, 1951–1980, ici II (1956), 171: „Hic unanimi rectoris et assessorum sententia, tum cum id peteret, tum ob fidem fractam, ex

motif donné par les autorités, outre la requête de Dorn lui-même, est que celui-ci aurait „trompé leur confiance". En quoi? On l'ignore, mais il est fort possible de formuler des hypothèses à ce propos, comme on va le voir plus loin.

À la fin de l'année suivante (1572), voici encore qu'une dispute s'élève entre le mécène de Dorn – le diplomate français Pierre de Grantrye – et Adam von Bodenstein. Pierre de Grantrye (c. 1531–1597) était un grand amateur d'alchimie. C'était aussi l'ambassadeur résident aux Grisons (*bei den „Drei Bünden"*).[10] Avec le soutien et le témoignage, entre autres, de Gérard Dorn, il accusait Bodenstein d'escroquerie. L'affaire fut portée en justice en décembre 1572 et en février 1573.[11] Bodenstein avait vendu à Grantrye un „livre céleste de la sagesse secrète et cachée" pour „l'évocation des esprits" („*himmelisch buch der heimlichen und verborgenen wysheit*" „*zu herfürpringung der Geyster*"), qui était, selon lui, une fidèle copie de l'original écrit de la propre main de Paracelse.[12] Or, après l'achat du livre, Grantrye avait exigé de Bodenstein non seulement qu'il lui explique l'ouvrage et qu'il l'assiste dans le „calcul pour obtenir d'après la *Gabalia* [le] seigneur [d'une planète?] ou un esprit" („*Calculation, nach Gabalia einen Fürsten oder geist zubekommen*"), mais aussi qu'il lui „montre la teinture de l'or" („*die Tinctur von goldt offenbaren*") et qu'il lui enseigne la pratique alchimique. Il semble en effet que Bodenstein ait travaillé l'or et l'argent aux frais de Pierre de Grantrye, qu'il l'ait emmené ramasser du minerai („*ferner hatte Bodenstein* [...] *Grantrye zu Haldenstein aufgesucht*"), et qu'ils aient travaillé ensemble à la quête alchimique de l'or.[13] Quoi qu'il en soit, Bodenstein répliqua à Pierre de Grantrye qu'il lui avait vendu le livre, mais non son

matricula deletus est." Wackernagel renvoyait aux archives de l'Université, à la date du 17 mars 1571: „Gesuch des G. Dorn um Exmatrikulation."

10 Sur Grantrye, voir Kahn (2007), 196–199 et 207–213.

11 Voir Kühlmann-Telle, *CP* I, 106. Les actes se trouvent à Bâle, Staatsarchiv (Gerichtsarchiv O 7, f. 37r–42v; O 8, f. 379–392).

12 Voir Carlos Gilly, *Paracelsus in der Bibliotheca Philosophica Hermetica*. Amsterdam: In de Pelikaan, 1993, 38.

13 Kühlmann-Telle, *CP* I, 106.

entendement („*das Buch und nitt sein verstandt verkaufft*“).[14] On peut imaginer que Bodenstein, après cet épisode, ne garda pas de bonnes relations avec Gérard Dorn, qui avait pris parti contre lui. La seule chose qui me paraisse vraiment surprenante, c'est que la justice de Bâle ne se soit pas spécialement inquiétée devant ces tentatives d'évocation des esprits, tentatives qui, à Genève, auraient valu aux deux plaignants d'être aussitôt croqués tout crus – ou tout cuits – par les magistrats.

Toujours est-il que six mois plus tard, en septembre 1573, Pietro Perna expliqua à Pierre de Grantrye, dans la dédicace qu'il lui adressa de la traduction latine par Josquin Dalhem de la *Grosse Wundartzney*, les raisons de son abandon de la traduction de Dorn et de sa brouille avec celui-ci. S'il faut en croire Perna, deux ans auparavant, Dorn, chargé de traduire la *Grosse Wundarzney*, avait soudain trouvé la tâche trop lourde, ou bien avait jugé qu'il était mal payé, et s'était arrangé pour s'en débarrasser, en rendant le livre si suspect aux yeux des médecins de Bâle que les censeurs avaient très vite interdit qu'il le traduise et que Perna l'imprime.[15]

On ne peut pas ne pas rapprocher ce récit de Perna de l'épisode de 1571 où Gérard Dorn s'était fait radier de la matricule de l'Université. On l'accusait alors d'avoir trompé la confiance du recteur. Avait-il affiché avec maladresse ses convictions très opposées à l'aristotélisme et aux études classiques?[16] C'est fort possible. Ce qui est en tout cas certain, c'est qu'en expliquant tout cela à Pierre de Grantrye en tête de la traduction latine imprimée de la *Grosse Wundarzney*, Pietro Perna exposait par là même sa querelle avec Dorn à toute l'Europe savante. La brouille entre les deux hommes fut profonde et définitive. Perna réimprima bien sûr en 1573 et 1575 – c'était son droit – des traductions de Dorn publiées chez lui avant leur brouille, mais ce n'est pas avant 1583 que Dorn

14 Gilly (1993), 38.

15 J'ai réédité, traduit et commenté ce texte dans Kahn (2007), 207–213.

16 Voir Kahn (1994), *passim*.

publia à nouveau chez Perna – ou plutôt chez ses héritiers (son gendre Conrad Waldkirch), Perna étant mort un an auparavant.[17]

Brouillé avec Adam von Bodenstein, brouillé avec Pietro Perna, Gérard Dorn se trouvait soudain exclu de l'entreprise bâloise engagée dans l'édition et la traduction des œuvres de Paracelse. Dorn restait cependant un paracelsien convaincu, et il chercha certainement à exercer de nouvelles activités dans ce domaine. Mais nous ne savons presque rien de son existence durant les quatre années suivantes, si ce n'est qu'il adressa au Conseil de Bâle, entre 1576 et 1578, en pleine épidémie de peste, un avis sur la meilleure façon de stopper celle-ci.[18] Est-ce une coïncidence si c'est juste après la mort d'Adam von Bodenstein (lui-même victime de la peste en mars 1577)[19] que Dorn se remit à publier à Bâle? C'est en effet en août 1577, ou peu de temps après, qu'il fit paraître un nouveau volume, intitulé Aurora Thesaurusque Philosophorum, Theophrasti Paracelsi.

Ce volume était bien publié à Bâle, mais sub Palma Guarini, c'est-à-dire chez Thomas Guarin et non pas chez Perna. Il marque le retour de Dorn sur la scène éditoriale de Bâle, mais dans des conditions bien particulières: Gérard Dorn est passé au service d'un prince de sang royal, François de Valois, duc d'Anjou et d'Alençon (1555–1584), dernier frère du roi de France Henri III, et il a obtenu de lui le titre de „traducteur ordinaire et interprète" des livres de médecine de Paracelse.[20]

17 Dorn publia en effet dans l'*Officina hæredum P. Pernæ* sa traduction commentée des traités d'alchimie de Bernard le Trévisan et D. Zecaire. Voir Kahn (2007), 207–213.

18 Signalé par Kühlmann-Telle, *CP* II, 827, d'après Albrecht Burckhardt, *Geschichte der medizinischen Fakultät zu Basel*. Bâle 1917, 63–64.

19 Voir Kühlmann-Telle, *CP* I, 106.

20 Je reprends l'expression employée par Dorn dans la dédicace à François de Valois de sa traduction de Paracelse, *De restituta utriusque Medicinæ vera Praxi*. Lyon: [Jean Stratius pour] Jacques Du Puys, 1578, f. *4v: „dum Illustrissima tua Celsitas, phisicæ traductionis, ac eorundem librorum interpretationis, ordinaria functione me dignata sit, quamquam indignum." Mais dès 1577, Dorn, dans un opuscule en français dédié au même prince en

Ce titre n'est nullement négligeable. Il faut savoir en effet qu'à la même époque (1578), un grand poète français, le kabbaliste chrétien Guy Le Fèvre de La Boderie, ami et disciple de Guillaume Postel, est nommé „Secretaire" de François de Valois „et son Interprete aux langues estrangeres". Or c'est en cette qualité que Le Fèvre de La Boderie va non seulement dédier à François de Valois son grand poème La Galliade, ou de la revolution des arts et sciences,[21] mais aussi traduire du latin en français, coup sur coup, deux traités de Marsile Ficin (le De christiana religione et le commentaire sur le Banquet de Platon), un traité de Pic de la Mirandole (l'Apologia [...] de dignitate hominis) et l'Harmonia Mundi (1525) du kabbaliste chrétien et alchimiste François Georges de Venise, pour ne rien dire des autres publications de 1578 parues sous son autorité:[22] c'est là un véritable programme culturel, résolument centré sur la philosophie néoplatonicienne.[23] Ce contexte apporte un précieux éclairage au titre que Dorn a obtenu: François

même temps que sa *Monarchia Triadis*, se déclare déjà „Truchement, & Translateur Physicien en la langue Germanique, pour traduire les œuvres de la medecine de feu Docteur Theophraste Paracelse" (*La Monarchie du Ternaire en Union, contre la Monomachie du Binaire en Confusion*. s.l. [Bâle]: s.n.e. [Thomas Guarin], 1577, f. A2r). J'ai étudié en détail les rapports de Dorn avec François de Valois dans la 2e partie de ma thèse, dont je prépare l'édition sous le titre de *Cercles alchimiques et mécénat princier en France au temps des Guerres de religion* (le chap. 4 est consacré au mécénat alchimique et paracelsien de François de Valois).

21 Voir l'édition de François Roudaut, Paris: Klincksieck, 1993.

22 Par exemple ses *Hymnes ecclesiastiques* (sur lesquels on verra François Secret, *L'Ésotérisme de Guy Le Fèvre de La Boderie*. Genève: Droz, 1969, 100–112), ou la traduction de l'*Heptaplus* de Pic de la Mirandole due au frère cadet de Guy, Nicolas Le Fèvre de La Boderie, et publiée à la suite de *L'Harmonie du monde* de Georges de Venise.

23 Voir Guy Le Fèvre de La Boderie, *Diverses Meslanges Poetiques*, éd. Rosanna Gorris. Genève: Droz, 1993, 27–33. F. Secret a étudié chronologiquement les publications de 1578 dans *L'Ésotérisme de Guy Le Fèvre de La Boderie*, 74–152. Sur le mécénat de François de Valois, voir Jean-François Maillard, „François, duc d'Alençon, mécène", in: I. de Conihout, J.-F. Maillard et G. Poirier (Hgg.), *Henri III mécène des arts, des sciences et des lettres*. Paris: PUPS, 2006, 264–272, qui a intégré dans une plus large perspective les principaux éléments de mon travail encore inédit (cf. n. 20).

de Valois, en lui confiant une charge de traducteur jumelle de celle de Guy Le Fèvre de La Boderie, veut manifestement compléter son programme néoplatonicien par un autre programme culturel centré sur le paracelsisme. Pour cela, il attend de Dorn la traduction de plusieurs importants traités de Paracelse.

Comment Dorn est-il parvenu à obtenir ce titre? – Grâce à Pierre de Grantrye. Grantrye est en effet un familier de François de Valois. Il s'est compromis avec lui au printemps 1574 dans une sorte de complot, l'affaire La Molle et Coconat. François de Valois, qui conspirait contre son frère le roi Charles IX, était retenu prisonnier à la Cour avec son cousin protestant, Henri de Navarre, le futur roi de France Henri IV. L'affaire La Molle et Coconat était surtout un plan d'évasion des deux princes.[24] Mais il fallait de l'argent pour cela. Or Pierre de Grantrye affirmait posséder le secret de la transmutation des métaux en or.[25] D'où pouvait-il tenir ce secret, sinon de ses travaux alchimiques avec Adam von Bodenstein? On voit ici se rejoindre les milieux alchimiques et paracelsiens de Bâle et les cercles princiers de la Cour de France. Médiocre ambassadeur en Suisse, Grantrye connut une meilleure réussite en tant qu'ambassadeur de Paracelse en France, puisqu'en 1577, devenu chambellan de François de Valois, il parvint à convaincre ce prince de prendre Gérard Dorn à son service.

Quelle revanche pour Dorn, réduit au silence depuis quatre ans déjà, de reparaître soudain sur la scène bâloise au service d'un des plus grands princes dont il ait jamais reçu la protection, expressé-

24 Voir Mack P. Holt, *The Duke of Anjou and the Politique Struggle during the Wars of Religion*. Cambridge: CUP, 1985; Arlette Jouanna, „Un programme politique nobiliaire: les Malcontents et l'État (1574–1576)“, in: Ph. Contamine (Hg.), *L'État et les aristocraties (France, Angleterre, Écosse), XIIe–XVIIe siècles*. Paris: PÉNSup., 1999, 247–277; A. Jouanna, J. Boucher, D. Biloghi et G. Le Thiec (Hgg.), *Histoire et dictionnaire des guerres de Religion*. Paris: Laffont, 1998, 228–241.

25 Sur le détail de la triste affaire La Molle et Coconat, qui s'acheva en déconfiture (Grantrye n'échappa à la justice que grâce à ses alliances familiales), voir le chap. 4 de la 2e partie de ma thèse (cf. n. 20).

ment nommé par le frère du roi de France traducteur ordinaire des œuvres médicales de Paracelse! Mais aussi quel problème pour lui! Que va-t-il trouver à traduire pour son nouveau maître? Brouillé avec Pietro Perna, mais aussi avec Adam von Bodenstein, qui de toute façon meurt en mars 1577, Dorn sait en effet que la source des textes inédits de Paracelse est tarie pour lui. Il cherche avec ardeur à remédier à cette carence, mais ce qui se lit à travers les trois dédicaces qu'il adresse à François de Valois entre 1577–1578, c'est surtout son inquiétude à l'idée, de plus en plus probable, qu'il n'y parviendra pas.

Car de quoi est fait le volume qu'il publie chez Thomas Guarin? De deux traités d'alchimie pseudo-paracelsiens, l'Aurora philosophorum et le Thesaurus thesaurorum, et de deux traités de médecine rédigés par Dorn lui-même. La moisson est tout de même assez maigre: on est loin des grands textes que Dorn promet à son maître dans ses dédicaces.[26] Même si les deux premiers traités sont typiquement paracelsiens et pouvaient parfaitement passer pour des ouvrages de Paracelse aux yeux de bien des amateurs, c'est explicitement pour traduire les œuvres de médecine de Paracelse que Dorn avait été engagé.[27]

L'Aurora placée sous le nom de Paracelse est un traité d'origine allemande, que Dorn a traduit sous une forme nettement abré-

---

26 Voir la dédicace de Dorn à François de Valois dans: Paracelse, *De restituta utriusque Medicinæ vera Praxi*, trad. G. Dorn. Lyon: Jean Stratius {Stratius}pour Jacques Du Puys, 1578, f.*5r–v: „Je reconnais franchement être débiteur envers la magnificence de votre illustre Altesse de textes bien plus importants, que, une fois sortis en pleine lumière des cavernes où ils sont retenus jusqu'à présent, et lorsque chacun des écrits allemands de cet auteur parviendra entre mes mains, j'entreprendrai d'apporter, Dieu aidant, dans la bibliothèque de votre illustre Altesse, traduits en latin ou français avec la plus grande fidélité et diligence par lesquelles je suis engagé à votre égard […]" („Fateor ingenue, multo præstantiora debere me Illustrissimo Celsitudinæ Tuæ splendori, quæ postquam in lucem emerserint, specubus quibus detinentur hactenus, & ad manus pervenient scripta quæque hujus authoris Germanica, summa fide, ac diligentia, quibus astringor Illustrissimæ Tuæ Celsitudinæ Latine vel Gallice reddita, suam in Bibliothecam (superis faventibus) adferre conabor.").

27 Cf. n. 20.

gée (soit parce que son modèle l'était déjà, soit peut-être – si c'est lui-même qui abrégea le texte – afin d'achever plus vite sa tâche), sans pour autant le déformer ou le dénaturer.[28] Ce traité présente, dans un premier chapitre sur „l'origine de la pierre philosophale", une généalogie de la science universelle qui la fait remonter non pas à Hermès Trismégiste (comme dans les versions qu'on trouve habituellement en tête de certains traités d'alchimie),[29] mais à Adam lui-même, et après lui – une fois l'unité de la science fragmentée en astronomie, cabale, magie et alchimie –, à Tubal-Caïn, Jacob, Moïse et Daniel. Dans cette lignée, ce n'est qu'en fin de parcours qu'apparaissent des figures païennes comme Zoroastre ou Hermès, habituellement considérés, tout au contraire, comme des pères fondateurs dans la tradition de la *prisca sapientia*.[30] On a là une volonté clairement affichée d'ancrer l'alchimie et les autres „sciences secrètes" non dans la tradition antique, mais dans la tradition biblique. L'auteur raconte ensuite comment les Grecs, idolâtres, orgueilleux et superstitieux, se contentèrent de quelques bribes de cette sagesse et édifièrent sur ces bases tronquées leur

28 Voir D. Kahn, „Les débuts de Gérard Dorn d'après le manuscrit autographe de sa *Clavis totius Philosophiæ Chymisticæ* (1565)", in: Joachim Telle (Hg.), *Analecta Paracelsica*. Stuttgart: Steiner, 1994, 59–126, ici 107–126. Sur l'*Aurora*, voir aussi Philipp Redl, „*Aurora Philosophorum*", *Daphnis* 37 (2008), 689–712, et ci-après, Annexe 3.

29 Notamment dans le „prologue flottant" du *Morienus* qui se retrouve parfois en tête des *Septem tractatus* attribués à Hermès (deux grands classiques de l'alchimie médiévale), et dans le *Livre* attribué à Bernard le Trévisan, qui connut un succès foudroyant dès le milieu du XVIe siècle. Voir Lee Stavenhagen, „The original text of the Latin *Morienus*", *Ambix* 17 (1970), 1–12, et Didier Kahn, „Recherches sur le *Livre* attribué au prétendu Bernard le Trévisan (fin du XVe siècle)", in: C. Crisciani et A. Paravicini Bagliani (Hgg.), *Alchimia e medicina nel Medioevo*. Florence: Sismel – Ed. Galluzzo, 2003, 265–336.

30 Hermès et Zoroastre sont les deux derniers personnages nommés dans cette généalogie de l'alchimie; voir [ps.-Paracelse], *Aurora Thesaurusque Philosophorum, Theophrasti Paracelsi*, trad. G. Dorn. Bâle: [Thomas Guarin], 1577, 8–10. Sur la *prisca sapientia*, appelée aussi *prisca theologia*, voir Daniel P. Walker, *The Ancient Theology. Studies in Christian Platonism*. Londres: Duckworth, 1972; Brigitte Tambrun, „Marsile Ficin et le *Commentaire* de Pléthon sur les *Oracles chaldaïques*", *Accademia* 1 (1999), 9–42.

fausse philosophie, qui par les Romains gagna toute l'Europe, où elle se répandit dans toutes les universités jusqu'à ce jour. C'est une reprise de la féroce polémique paracelsienne contre la philosophie et la médecine païennes d'Aristote et de Galien.[31]

Quant aux idées de ce texte sur la pierre philosophale, elles reprennent elles aussi des thèmes paracelsiens. Se fondant sur l'idée que la perfection alchimique remonte à la période adamique, c'est-à-dire à l'époque d'*avant* la Chute,[32] l'auteur de l'*Aurora* affirme que le mercure des alchimistes, puisqu'il est extrait d'un unique corps parfait (il faut comprendre qu'il est extrait de l'or), possède lui aussi une perfection qui lui permet de résister au feu et le préserve de toute imperfection. Or, poursuit l'auteur, s'il en est ainsi, c'est que la matière de la pierre est adamique: c'est le *limbus microcosmi*, le limbe du microcosme, et l'unique matière homogène de tous les philosophes. En somme, achève l'auteur, la matière de la pierre des philosophes n'est rien d'autre que le véritable Adam hermaphrodite, le Microcosme, investi – comme l'était le premier Adam – de toutes les vertus, de toutes les connaissances et de tous les pouvoirs.[33] On voit ici comment l'auteur se rattache aux doctrines de Paracelse, et comment il rend parfaitement explicites les idées implicites du pseudo-Raymond Lulle selon lesquelles la réalisation de la pierre philosophale devait ramener sur terre un état pré-adamique, celui qui existait lorsque toutes choses – et notamment les quatre éléments – étaient encore vierges et incorruptibles. C'est là une façon d'enrichir considérablement la re-

31 Voir par exemple à ce propos Stefan Rhein, „Vergil oder die ‚Königskerze': war Paracelsus Humanist?", *Nova Acta Paracelsica* (désormais *NAP*), N.F. 7 (1993), 45–71.

32 Cette idée vient d'un texte célèbre du XIVe siècle, le *Testamentum* alchimique du pseudo-Raymond Lulle. Voir Michela Pereira et Barbara Spaggiari, *Il* Testamentum *alchemico attribuito a Raimondo Lullo*. Florence: Sismel, 1999, 14–16 et 170.

33 [Ps.-Paracelse], *Aurora Thesaurusque Philosophorum, Theophrasti Paracelsi*, trad. G. Dorn. Bâle: [Thomas Guarin], 1577, 8–55, ici 43–45 (chap. 16).

cherche de la fabrication de l'or, d'une manière qu'il est possible de rapprocher du „christianisme magique“ de Paracelse.[34]

Le Thesaurus thesaurorum Theophrasti Paracelsi qui vient ensuite est aussi un traité pseudo-paracelsien.[35] Sans doute composé vers 1560, il n'avait été édité en allemand qu'en 1574.[36] C'est donc encore une nouveauté que Dorn traduit ici en latin. On y trouve notamment une bonne imitation des invectives de Paracelse dans le Paragranum. Mais il s'agit, là encore, d'un simple traité d'alchimie, et non pas de médecine.

Le quatrième texte du volume, écrit par Dorn lui-même, est une „Anatomie des corps encore vivants“ (Anatomia corporum adhuc viventium). C'est un traité d'analyse des urines par la distillation, où Dorn affirme ajouter ses propres observations à la suite de la doctrine de Paracelse. Texte curieux, à vrai dire, mais peu consistant.[37]

---

34 C'est pourquoi il n'est pas nécessaire d'expliquer par de pures hypothèses l'attribution de l'*Aurora* à Paracelse, comme l'a fait Philipp Redl dans un article par ailleurs très intéressant („*Aurora Philosophorum*“, *Daphnis* 37 (2008), 689–712, ici 695–696). L'*Aurora* tout entière est un texte fortement marqué par le paracelsisme: cela suffisait à la rendre digne de la plume du maître, en un temps où circulaient déjà d'autres apocryphes alchimiques pseudo-paracelsiens. – Sur les rapports entre les idées de Paracelse et le *Testamentum* pseudo-lullien, voir aussi Dane T. Daniel, „Medieval Alchemy and Paracelsus, Theology: Pseudo-Lull's *Testamentum* and Paracelsus' *Astronomia Magna*“, *NAP,* N.F. 22–23 (2008–2009), 121–135.

35 [Ps.-Paracelse], *Aurora Thesaurusque Philosophorum* (1577), 56–63.

36 D'abord par Adam von Bodenstein in: Paracelse, *Theophrasti Paracelsi schreiben von tribus Principiis aller Generaten.* Bâle: Samuel Apiarius pour Pietro Perna, 1574, puis par Michael Toxites in: Paracelse, *Archidoxa* [...] *Zehen Bücher.* Strasbourg: Christian Müller, 1574. Cf. Sudhoff (1894), 257–260, n° 153 et 268–272, n° 158. L'édition de Toxites est, selon Sudhoff, postérieure de quelques mois à celle de Bodenstein. Pour une liste des manuscrits de cet apocryphe, voir Karl Sudhoff, *Paracelsus-Handschriften.* Berlin: Georg Reimer, 1899, 774. Le plus ancien manuscrit connu (Munich, Bayerische Staatsbibliothek, Cgm. 4228) est daté d'environ 1570 par Sudhoff (1899), 115 et 116. Voir aussi Paracelse, *Werke*, hg. Sudhoff, XIV, xii–xx (texte: 401–404).

37 [Ps.-Paracelse], Aurora (1577), 129–191: Anatomia corporum adhuc viventium. Qua docet Theophrastus Paracelsus veræ Medicinæ Philosophiæque,

Le plus gros morceau du volume, c'est le troisième: la Monarchia Triadis, in Unitate, rédigé lui aussi par Dorn.[38] Ce traité se fonde principalement sur un thème que Dorn a emprunté à Johannes Trithemius (1462–1516), théologien et théoricien de la magie dont Paracelse lui-même avait, semble-t-il, reçu l'enseignement.[39] Ce thème de Trithemius, c'est la réduction du Ternaire à l'Unité par le rejet du Binaire. En accord avec ses conceptions augustiniennes, Trithemius partait du principe que toutes choses sont rendues possibles à l'homme par la disposition intérieure qu'il donne à son esprit par le biais de l'illumination divine. C'est une idée assez proche de celles que l'on retrouve chez Paracelse. Dans cette optique, le thème de la réduction du Ternaire à l'Unité prend tout son sens: l'homme, déchu de son unité originelle et soumis depuis la Chute à la dualité maléfique du corps et de l'esprit (c'est-à-dire au Binaire), doit, pour marcher vers le bien, se libérer de la prédominance du corps et, pour cela, parvenir à vaincre le Binaire par le Ternaire, c'est-à-dire rendre le corps conforme à la nature de l'esprit et conjoindre l'esprit au corps en sorte que la paix

Doctor excellentissimus, ante mortem ægris, esse consulendum, post quam sero Medicina paratur. Sur ce texte, voir Walter Pagel, Paracelsus. An Introduction to Philosophical Medicine in the Era of the Renaissance. Bâle-New York: Karger, 1982, 190–194 et 365 (trad. franç.: Paracelse. Introduction à la médecine philosophique de la Renaissance. Paris: Arthaud, 1963, 202–205). J'en ai examiné une illustration (que j'ai qualifiée de „parodie involontaire") dans D. Kahn, „Quelques parodies mordantes de l'alchimie (XVe–XVIIe siècles)", in: Rire à la Renaissance, hg. Marie Madeleine Fontaine. Genève: Droz, 2010, 325–345, ici 330–332.

38 Ce traité a été étudié en 2002 par Alfred Ribi d'un point de vue jungien. Voir Alfred Ribi, „Gerhard Dorn: Ein verkannter Fortsetzer paracelsischer Alchemie und paracelsischer Philosophie", *NAP* N.F. 16 (2002), 61–92.

39 C'est ce que Paracelse semble dire dans la *Grosse Wundarzney*. Voir Udo Benzenhöfer, *Paracelsus*, Hambourg: Rowohlt, 1997, 2e éd. 2002, 27 et 29–30; Kurt Goldammer, „Die geistlichen Lehrer des Paracelsus" (1957), in: K. Goldammer, *Paracelsus in neuen Horizonten*, Vienne: Verband der wiss. Ges. Österreichs, 1986 (*Salzburger Beiträge zur Paracelsusforschung* 24), 58–86, spéc. 76–80 (voir 76: „Man fragt sich, was eigentlich *gegen* den Lehrer Trithemius und die entsprechende Interpretation der Stelle spräche, und findet nichts").

s'établisse entre eux. Le Ternaire est alors obtenu par l'union de cette Unité retrouvée avec le Binaire.[40]

Le thème de l'unité de l'âme et du corps détruite par la Chute se retrouve aussi chez Paracelse. Il sert de fondement, par exemple, à son interprétation de la Cène et à sa doctrine de la Rédemption.[41] S'inspirant à la fois de Trithemius et de Paracelse, Gérard Dorn présente, quant à lui, une paraphrase de la Genèse où il réinterprète le récit biblique, identifiant le Créateur à l'Unité, le Diable au Binaire, l'homme lui-même au Ternaire, et montrant, more geometrico, comment le salut et la santé de l'homme, au plan spirituel comme au plan physique, ne sont possibles que par la Rédemption, identifiée au retour du Ternaire à l'Unité.[42]

Ce récit mythique se double d'une explication sur le plan médical, Dorn justifiant la doctrine paracelsienne de la guérison par les semblables en opposant à l'Unité divine (doctrine des semblables) le Binaire maléfique (doctrine de la guérison par les contraires), et rejetant la doctrine galénique des quatre humeurs – symbolisée par le quaternaire – comme issue du Binaire, c'est-à-

40 Voir Kahn (2007), 145.

41 Voir Hartmut Rudolph, „Hohenheim's anthropology in the light of his writings on the Eucharist“, in: *Paracelsus: the man and his reputation, his ideas and their transformation*, hg. O. P. Grell. Leyde: Brill, 1998, 187–206, ici 193: „Man, as a being born from the spirit of God (Genesis 2:7), was meant to remain forever in the unity resulting from God's marrying body and soul [en note: *De cœna Domini ad Clementem VII*, L1 (*i.e.* Leyde, UB, Voss. Chym. F. 24), 164v]. But with the Fall this marriage was smashed to pieces, so that a new marriage was required through the agency of the Son of God, who gives the soul an immortal body. This is born out of the heavenly limbus. Paracelsus's terminology, the new birth, the new creature, is biblical. This process is completed in baptism, which thus becomes the indispensable precondition of immortal life. Just as the Adamic-earthly man metabolizes the fruits of the earth by digestion into mortal flesh and blood and in this fashion grows, so, too, the heavenly body grows by its being nourished from the heavenly manna, the body and blood of Christ, which sometimes can be called the spirit of God or the word of Christ. It is precisely here, from this analogy, that Paracelsus interprets the Last Supper and derives its essentiality for salvation.“

42 [Ps.-Paracelse], *Aurora* (1577), 77–79, 86–87.

dire des païens inspirés par le Diable.[43] Après une présentation des trois principes paracelsiens par des schémas géométriques représentant différents polyèdres, Dorn achève son traité sur un vaste exposé de ce qu'il appelle la philosophia adepta, se bornant toutefois à reprendre mot pour mot, sous cette appellation tirée de Paracelse, la définition de la magie donnée par Trithemius, à savoir „la sagesse, c'est-à-dire la compréhension des choses physiques et métaphysiques, qui consiste dans la science des vertus divines et naturelles".[44]

Au-delà de cette analyse, un thème omniprésent domine dans ce traité, orchestrant l'ensemble du propos: celui de l'aspiration et du retour à l'Un, image du souverain Bien, centre de toute vérité, de toutes sciences et de toute santé, principe et vertu agissante de la „philosophie adepte". La Monarchia Triadis, in Unitate est ainsi chargée d'une forte coloration néoplatonicienne, ce qui la situe en plein accord avec la tonalité d'ensemble du mécénat de son illustre dédicataire, François de Valois.

Si l'on considère à présent l'ensemble du volume ainsi dédié par Dorn à ce dernier, on voit aisément qu'il est fait de deux parties symétriques: après deux traités d'alchimie viennent deux traités de médecine, les premiers attribués à Paracelse lui-même, les seconds dus à la plume de Dorn. Ces derniers justifient la fonction d'interprète des œuvres de Paracelse assignée à Dorn par son nouveau maître: l'Anatomia corporum adhuc viventium résume bien, en effet, des théories de Paracelse, et y ajoute le résultat de recherches menées par Dorn lui-même.[44] Quant à la Monarchia

43 [Ps.-Paracelse], *Aurora* (1577), 90–98.

44 J. Trithemius, *De septem secundeis*, Cologne: J. Birckmann, 1550, 73: „Enimvero nihil aliud per magiam intelligi volumus quam sapientiam, physicarum scilicet & metaphysicarum intelligentiam rerum, quæ divinarum et naturalium virtutum scientia constat"; [Ps.-Paracelse], *Aurora* (1577), 98–127, ici 107: „nihil aliud per adeptam philosophiam intelligi volumus", etc. Sur la *philosophia adepta*, voir Kühlmann-Telle, *CP* II, 942–943. Toute cette section de la *Monarchia Triadis* (104–108, 108–116, 116–120, 120–122, 122–123 et 124–127) reprend mot pour mot les lettres de Trithemius adressées à Germain de Ganay (24 août 1505), Johannes von Westerburg (10 mai 1503), Joachim von Brandenburg (26 juin 1503) et

Triadis, c'est une application systématique à la médecine paracelsienne d'un motif emprunté par Dorn à la fois à Trithemius et à Paracelse.

Outre la construction du volume en deux parties distinctes, on y observe sur plusieurs plans une cohérence interne certainement recherchée par Dorn. Cette cohérence se manifeste avant tout par la polémique contre la philosophie païenne et erronée des Grecs et des Arabes, qui se trouve dans chacun des quatre traités qui composent l'ouvrage. Mais un autre facteur de cohérence se dégage aussi de la mise en valeur, dans le quatrième chapitre de l'Aurora, du fameux Ternaire cher à Trithème et à Dorn, sur lequel repose également la totalité de la Monarchia Triadis. Déjà présent dans la version allemande de l'Aurora, ce passage ne peut en aucun cas être considéré comme un ajout personnel de Dorn à ce traité; en revanche, sa présence explique amplement que Dorn ait choisi, par souci de cohérence, de présenter l'Aurora plutôt qu'un autre texte dans le cadre de ce volume.

L'ouvrage que présente Dorn à François de Valois apparaît ainsi comme un ensemble riche et varié, soigneusement concerté, adroitement composé, débordant largement le domaine médical par des échappées vers la „philosophie adepte" et des recours à la prisca theologia, – comme un ouvrage digne, en un mot, de la grandeur de son commanditaire. Tout cela reste cependant bien théorique, et ne peut suffire à satisfaire une demande bien réelle de grands textes de médecine paracelsienne. D'ailleurs, tout indique que François de Valois demanda davantage. Dans un tout petit livre de 16 pages publié en français juste après l'Aurora – certainement encore chez Thomas Guarin –, qui est un résumé de la Monarchia Triadis intitulé La Monarchie du Ternaire en Union, contre la Monomachie du Binaire en confusion, Dorn exprime en effet son embarras: le travail est si grand, dit-il, que je n'ai pas pu l'achever si vite. Et pour montrer à son maître que chaque jour il

---

Jean (Le?) Chapelier (18 juillet 1505): voir Trithemius, *De septem secundeis* (1550), 66–75, 81–99, 110–115, 121–125, 127–132 et 67–69.

travaille pour lui, il a décidé de lui envoyer, dans ce livre minuscule, un petit commencement de son travail.[45]

Cette tentative malgré tout élégante pour faire patienter François de Valois dut être bien reçue, puisque l'année suivante, Dorn est toujours au service du prince. Il lui dédie alors, le 7 août 1578, un nouveau livre présenté comme une traduction de Paracelse, sous le titre De restituta utriusque Medicinæ vera Praxi. L'ouvrage est publié cette fois à Lyon, chez Jean Stratius, pour le compte d'un libraire de Paris, Jacques Du Puys, connu pour avoir souvent fait imprimer ses ouvrages à Lyon où il possédait une boutique.[46] Comme son titre l'indique, le *De restituta utriusque Medicinæ vera Praxi* n'a rien d'un traité d'ordre philosophique, et l'on n'y trouve guère de doctrines médicales. Il s'agit seulement d'un recueil de recettes de médecine de Paracelse traduites d'après de nombreux textes du maître, notamment les deux *Chirurgies* et les *Archidoxes*. L'ouvrage est assorti de remarques de Dorn, polémiques ou explicatives, et muni d'un index qui en facilite l'utilisation par les médecins. Ce n'est d'ailleurs pas le seul exemple de recueil de recettes paracelsiennes dédiées à François de Valois: il y avait déjà eu en 1576 l'*Antidotaire spagirique: Ou la maniere de preparer & composer les medicamens propres pour les Arcbusades* de Joseph Du Chesne.[47] Néanmoins, Gérard Dorn,

45 Gérard Dorn, *La Monarchie du Ternaire en Union, contre la Monomachie du Binaire en Confusion*. S.l. [Bâle]: s.n.e. [Thomas Guarin], 1577 (repr. Paris: Gutenberg Reprint, 1981; postface de Jean-Pierre Brach), f. A2r–[A3]r: „Mais veu que l'œuvre est tres grand, je ne l'ay peu si tost achever: & afin de faire voir à vostre Altesse, que je m'employe du tout journellement à son service, (auquel je me suis moy & mes labeurs dedié) m'a semblé tres raisonnable, d'envoyer un petit commencement dudit œuvre."

46 Theophrasti Germani, Paracelsi, medicorum et philosophorum omnium, in universum facile Principis. De restituta utriusque Medicinæ vera Praxi. Liber primus. Trad. Gérard Dorn. Lyon: [Jean Stratius pour] Jacques Du Puys, 1578 (numérisé sur GoogleBooks). Sur le contenu de cet ouvrage, voir Sudhoff (1894), 312–314.

47 Paru simultanément en latin in: Joseph Du Chesne, *Sclopetarius, sive De curandis vulneribus* [...] *Ejusdem Antidotarium Spagiricum* [...]. Lyon [Genève]: Jean Lertout, 1576, 161–209, et en français in: Joseph Du Chesne, *Traitté de la cure generale et particuliere des arcbusades arcbu-*

conscient de ne pas donner à son maître, avec ce livre, ce qu'il avait promis, s'en excuse assez lourdement, évoquant des „textes bien plus importants" qu'il reste à faire sortir „des cavernes où ils sont retenus jusqu'à présent". Dorn désigne ici assez clairement les paracelsiens de Bâle et de Strasbourg, notamment Pietro Perna, Georg Forberger et Michael Toxites, qui ne lui donnent pas accès aux stocks de manuscrits qu'ils éditent et traduisent. Il y revient en justifiant l'ouvrage dans sa préface au lecteur:

> Tu t'étonneras peut-être, ami lecteur, que j'aie réduit en atomes la masse presque immense de la pratique de Paracelse. Si toutefois tu observes où tend cet effort de ma part, j'espère que tu ne t'affligeras pas et que tu ne condamneras pas ces miens travaux que j'ai supportés de bon gré en ta faveur. J'ai vu en effet ces jours passés, lorsque j'étais en France, nombre de gens se plaindre de l'enchaînement confus de sa rédaction, et ce non sans raison. Mais ils sont restés dans l'ignorance du fait que jusqu'à présent, c'est à peine si la millième partie des écrits de cet auteur a été mise en lumière, elle-même mutilée et séparée de ses membres, en sorte qu'on ne peut que difficilement rassembler les fragments ou les miettes qui tombent de la table. C'est de ceux-ci que nous jouissons en attendant, jusqu'à ce que de plus grands morceaux arrivent. Le Tout-Puissant Seigneur nous a maintenant gagné en France la faveur, grande en la matière, de l'illustre prince François de Valois, fils de roi, grâce aux vertus et à l'autorité duquel il sera loisible de voir quelque jour en France des monuments de Paracelse bien plus importants et plus considérables que ceux que j'ai présentés là, – non sans quelque blâme de la part de nos Allemands. Ces derniers disaient que je n'avais pas à arracher à leur terre native les secrets d'un Allemand en les traduisant à l'intention des autres nations. Et parce qu'ils voyaient que je n'abandonnais pas ce que j'avais entrepris, mais que j'avançais avec d'autant plus d'ardeur, ils se mirent eux-mêmes à leur tour, je ne sais sous la conduite de qui, à traduire les livres de cet homme.[48]

---

sades, avec l'antidotaire spagirique pour preparer & composer les medicamens. Lyon [Genève]: Jean Lertout, 1576, 188–248.

48 Paracelse, *De restituta utriusque Medicinæ vera Praxi* (1578), f. [*6]r: „Gerardi Dorn ad Lectorem Præfatio. [§] Mirabere fortassis amice lector, Paracelsi Practicam, ut immensam pene molem in atomum redigi. Si tamen considerabis quo tendat hoc nostrum studium, Spero non ægre te laturum, neque hosce meos labores improbaturum, quoş in tui gratiam libenter subii. Videbam enim his diebus elapsis, cum essem in Gallia, plerosque de confusa hujus scriptionis serie conqueri, nec immerito. Verum ipsos latuit vix

En s'excusant ici une nouvelle fois de ne pouvoir s'acquitter de sa promesse, Dorn explique l'ostracisme dont il fait à présent l'objet chez les paracelsiens allemands par le reproche que ceux-ci lui adressent de divulguer aux nations étrangères ce qui appartient aux Allemands en propre. Ce n'est pas là une excuse aussi fallacieuse que nous serions tentés de le croire: ce reproche lui avait été adressé dès 1568, et il s'en était plaint l'année suivante dans une épître dédicatoire adressée à un seigneur d'Alsace, Egenolph von Rapoltzstein (Egelolphe de Ribeaupierre).[49] On peut ainsi mesurer à quel point l'entreprise de traduction de Dorn était apparue, aux

millesimam partem scriptorum istius autoris, in lucem hactenus prodiisse eamque mutilam & suis membris dissutam, ut vix liceret fragmenta seu micas de mensa decidentes, colligere. His tantisper fruimur donec majora contingant [.] Consiliavit [*sic*] nobis Omnipotens Dominus. [*sic*] Illustrissimi Principis Francisci Valesii Regii filii nunc in Gallia favorem ea in re non exiguum, cujus virtutibus & autoritate licebit in Gallia quandoque videre de Paracelso longe majora & præstantiora monumenta his quæ non sine aliquot Germanorum nostrorum increpatione eo detuli. Dicebant isti non debere me arcana Germani viri extra solum nativum, ad alias nationes diripere traductionibus. Qui, quod viderent ab incœpto non desistere me, sed eo alacrius progredi, non sat scio quo ductu, cœperunt & ipsimet, istius viri libros vertere. Quod [*corrigé à la plume sur l'exemplaire de Paris, BnF*: Quo] quidem accidisse mihi jucundius posse, video nihil, quam ex parte conatus meos porro evehi, quo potissimum spectant utpote, nedum in Germania verum etiam per totum orbem terrarum (si fieri posset) ut ægris fraterne subveniatur. Sed redeam unde digressus. […]"

49 Voir Sudhoff (1894), 178, qui signalait ce passage de Dorn dans sa dédicace à Rapoltzstein de la *Chirurgia vulnerum* de Paracelse (1569), f.3r–v: „Postquam honestis istis laboribus insudassem aliquandiu, cœperunt eorum nonnulli qui partem ejus adhuc tenent, increpare me plurimum, & post tergus alii minari, quod privatum iri se crederent, si lucem in suis regionibus ortam aspicerent aliæ nationes. Verum, quia rem altius perpendissem, utpote laudem Germaniæ futuram & immortale decus, ubi totus orbis terrarum noverit eam cæteros inter produxisse virum, qualem antea humanis in artibus vix videre licuit. Minas eorum qui sibi solis bene fore cupiunt, & soli quæstum inde facere nituntur, vix flocci fecerim: & alacri progressus animo, bonum quod ipsi reliquis invident omnibus, pro viribus meis, non de meo, sed ex Paracelsi thesauris exponam. Si male tamen eos habeat me traducere, quod forte putent rudiori stylo vel nudius quam ferre valeant hoc fieri, traducant ipsi, modo fideliter, ego manum de tabella retraham."

yeux mêmes de ses contemporains, comme une activité de divulgation et de transmission du paracelsisme hors de l'aire culturelle allemande.

Quant à l'image des „miettes qui tombent de la table", elle traduit fort bien la nature du De restituta: un assemblage de recettes venues de toutes parts, sans nul projet d'ensemble et sans grand souci d'unité. Mais l'image des miettes est surtout la traduction exacte de la position de Dorn face aux paracelsiens de Bâle et de Strasbourg. C'est pourquoi Dorn se trouve réduit à cacher sa misère à François de Valois en lui présentant ce nouveau livre comme le premier d'une trilogie (d'où sa mention de *Liber primus*) visant à présenter tout d'abord la médecine pratique, puis théorique, puis (al)chimique de Paracelse.[50] Or les deux autres volumes de cette trilogie, qui paraîtront seulement trois ans plus tard, ne seront que des ouvrages de synthèse de Dorn, effectués à partir des traités authentiques et apocryphes de Paracelse déjà publiés, dont ils regroupent des extraits de façon raisonnée: le *Fasciculus Paracelsicæ Medicinæ veteris et non novæ* et les *Congeries Paracelsicæ Chemiæ de transmutationibus metallorum*, parus simultanément à Francfort, tous deux dédiés par Dorn au comte palatin Reichard von Simmern (1521–1598) le 1er septembre 1581.[51]

Après le De restituta, les rapports de Dorn avec François de Valois cessèrent. Toute nouvelle traduction des œuvres de Paracelse lui étant rendue impossible faute de matière première, il est permis de penser que la situation de Dorn à Bâle finit par empirer ou perdre tout intérêt pour lui, au point qu'il crut bon de s'établir ailleurs. Sa trace, en tout cas, disparaît pour trois ans après 1578. On ne le retrouve qu'en 1581, non plus à Bâle, mais à Francfort, où il publiera tous ses derniers ouvrages, dont aucun ne sera une nouvelle traduction de Paracelse.

---

50 Signalé par Gilly (1993); cf. n. 12, 44.
51 Ces deux ouvrages sont numérisés sur GoogleBooks.

Les rapports entre le prince et Gérard Dorn, a priori si prometteurs, ont donc été gâchés par la situation précaire de Dorn dans le milieu paracelsien de Bâle, une situation que le prince ignorait certainement. On ne peut que rêver à ce que ces rapports auraient pu être dans une meilleure conjoncture. En nommant Gérard Dorn son traducteur et interprète des œuvres de Paracelse, François de Valois était disposé à accorder à Paracelse une place égale, en France, à celle des grands textes du néoplatonisme ficinien et cabalistique dont il était alors le grand mécène. L'opération a échoué, et jusqu'à nos jours, Paracelse demeure bien mal connu en France.

Annexe 1

Chronologie du séjour et des publications de Gérard Dorn à Bâle

Début 1567:

Les héritiers de Jacques Giunta publient à Lyon la *Clavis totius Philosophiæ Chymisticæ* de Dorn, dont la dédicace, adressée à Adam von Bodenstein, est datée de Lyon, le 1er août 1566.

Février 1567:

À la fin de son édition de Von den kranckheyten, so die vernunft berauben de Paracelse (Bâle: s.n.e. [sans doute Pietro Perna], 1567, Bodenstein signale que ses élèves (donc notamment Gérard Dorn) préparent la traduction latine de l'Opus chirurgicum et d'autres écrits de Paracelse.

1568–1570:

Dorn publie à Bâle, chez Perna, trois ouvrages de son cru, un texte polémique contre Jacques Gohory et huit volumes de traductions de Paracelse.

Printemps 1571:

17 mars: Dorn dépose une requête pour être rayé de la matricule de l'Université de Bâle.

29 mai: Dorn est rayé de la matricule de l'Université, „*tum cum id peteret, tum ob fidem fractum*“.

Décembre 1572–février 1573:

Pierre de Grantrye, soutenu par Gérard Dorn qui témoigne en sa faveur, traduit en justice Adam von Bodenstein, l'accusant d'escroquerie.

Septembre 1573:

Pietro Perna, dans la dédicace adressée à Pierre de Grantrye de la traduction latine par Josquin Dalhem de la *Grosse Wundartzney*, rend publique sa brouille avec Gérard Dorn et décrit ce dernier comme un homme indigne de confiance et presque comme un traître à la cause paracelsienne.

1573–1575:

Perna réimprime – ce qui est pleinement son droit – des traductions de Paracelse effectuées par Dorn et déjà publiées chez lui.

vrier–avril 1574:

En France, Pierre de Grantrye est compromis dans l'affaire La Molle et Coconat – à laquelle il prend part comme alchimiste, sans doute grâce à l'enseignement reçu d'Adam von Bodenstein – avec son maître François de Valois, duc d'Alençon, le frère de Charles IX, roi de France (1550–30 mai 1574) et du futur roi Henri III. Cependant, Grantrye, protégé par ses alliances familiales, n'est pas poursuivi par la justice royale.

Entre 1576–1578:

Dorn adresse au Conseil de Bâle un avis sur la façon d'enrayer l'épidémie de peste.

Mars 1577:

Adam von Bodenstein meurt de la peste. Vers cette époque, Dorn, qui s'est certainement rendu en France, est nommé par François de Valois (devenu entre-temps duc d'Anjou et d'Alençon) „traducteur ordinaire et interprète" des œuvres médicales de Paracelse.

Peu après août et septembre 1577:

Dorn publie à Bâle, chez Thomas Guarin, l'*Aurora Thesaurusque Philosophorum, Theophrasti Paracelsi*, dédiée (le 12 août) à François de Valois. Sans doute également chez Thomas Guarin, il publie en même temps, ou quelque temps après, *La Monarchie du Ternaire en union*, dédiée elle aussi (le 1er septembre) à François de Valois.

Août ou septembre 1578:

De retour d'un voyage en France („his diebus elapsis, cum essem in Gallia"), Dorn publie, mais cette fois à Lyon, chez Jean Stratius, et pour le libraire parisien Jacques Du Puys, le *Theophrasti Germani, Paracelsi* [...] *De restituta utriusque Medicinæ vera Praxi*, dédié (le 7 août) à François de Valois. Puis il cesse toute publication. Il quitte sans doute la ville de Bâle.

1581:

Dorn se remet à publier des ouvrages, non plus à Bâle, mais à Francfort.

1582:

Mort de Pietro Perna.

1583:

Dorn publie à nouveau à Bâle, chez les „héritiers de Pietro Perna" – c'est-à-dire chez Conrad Waldkirch –, sa traduction latine de Bernard le Trévisan et Zecaire: *Trevisanus de chymico miraculo* [...].

Après 1584:

On perd toute trace de Gérard Dorn, et on ignore quand et où il mourut. On ne peut que supposer que ce fut peut-être à Francfort, en 1584.

Annexe 2

Les traductions de Dorn (1568–1570) et leurs sources

TITRE ABRÉGÉ et n° dans Sudhoff (1894)	DATE	DÉDICACE	SOURCES ALLEMANDES imprimées ou manuscrites
Pyrophilia Vexationumque liber (Sudhoff n° 101)	printemps 1568	sans dédicace	Textes édités par Bodenstein, à Bâle (Perna), en 1567 et en 1563 (Sudhoff n° 90 et 56)
Philosophiæ magnæ [...] *Collectanea quædam* (Sudhoff n° 109)	s.d. [avant l'automne 1569][52]	au margrave Karl von Baden	éd. Balthasar Flöter, Cologne 1567 (Sudhoff n° 86)
De Meteoris (Sudhoff n° 110)	s.d. [avant l'automne 1569]	au landgrave Wilhelm von Hessen	éd. Birckmann, Cologne 1566 (Sudhoff n° 73)
De Præsagiis (Sudhoff n° 111)	1569	au margrave Karl von Baden	éd. Balthasar Flöter, Cologne 1567 (Sudhoff n° 85)
Chirurgia vulnerum (Sudhoff n° 112)	s.d. [avant l'automne 1569]	à Egenolph von Rapoltzstein (Egelolphe de Ribeaupierre, 1527–1585)	– en partie d'après l'éd. de Francfort 1549, 1555 ou plus probablement 1561 (Sudhoff n° 24, 34 et 40) – en partie d'après l'éd. Bodenstein, Bâle (Perna) 1563 (Sudhoff n° 56)

52 La datation que j'ai donnée dans Kahn (2007), 667, n'a hélas tenu aucun compte de l'avertissement de Sudhoff (1894), 174, sur l'imprécision des datations fondées sur la présence d'un livre dans les catalogues des foires de Francfort.

Archidoxorum [...] *de secretis Naturæ mysteriis libri decem* (Sudhoff n° 123)	1570	à Pierre de Grantrye	– en partie d'après les éd. Perna de la même année (Sudhoff n° 116 et 127) – en partie d'après l'éd. Bodenstein de Strasbourg 1569 (Sudhoff n° 105) – en partie d'après l'éd. d'Augsbourg 1568 (Sudhoff n° 100) – en partie d'après des mss.
Chirurgia minor (Sudhoff n° 124)	1570	au duc Auguste de Saxe	– en partie d'après l'éd. Bodenstein de Francfort 1563 ou 1565 (Sudhoff n° 53 ou 71) – en partie d'après l'éd. Toxites de Strasbourg 1570 (Sudhoff n° 113)
De summis Naturæ Mysteriis Libri tres (Sudhoff n° 125)	1570	au comte palatin Frédéric, duc de Bavière	– en partie, peut-être, d'après l'éd. non encore parue de Bodenstein, Bâle (Perna) 1571 (Sudhoff n° 134) – en partie d'après l'éd. Toxites de Strasbourg 1570 (Sudhoff n° 118) – en partie d'après un ms.

Annexe 3

L'Aurora philosophorum Doctoris Theophrasti Paracelsi

Ce traité appartient à une nébuleuse extrêmement opaque, celle des traités pseudo-paracelsiens de la fin de la Renaissance. Que ce soit l'illustre *Philosophia ad Athenienses*, le *De tinctura physicorum*, le *Thesaurus thesaurorum*, l'*Apocalypsis Hermetis*, l'*Aurora philosophorum*, le *De natura rerum*, le *De occulta philosophia* ou le *Liber Azoth*,[53] l'historien se trouve ici entièrement démuni face à des textes dont on ignore non seulement à quel moment au juste ils commencèrent à être attribués à Paracelse, qui en furent les auteurs, mais aussi, pour certains d'entre eux, quelle part au juste ils peuvent contenir des doctrines authentiques de Paracelse. Il y a là toute une part du paracelsisme allemand qui nous échappe pour l'instant entièrement.

Cependant, grâce à Philipp Redl, on a désormais une vision plus complète de la tradition manuscrite et imprimée de l'*Aurora*, ce qui permettra certainement dans l'avenir de faire avancer significativement nos connaissances. Résumons ici les apports de son article[54] en y ajoutant quelques nouvelles remarques.

---

53 Presque tous se trouvent dans Paracelse, *Werke*, hg. Sudhoff, XIII et XIV. L'*Apocalypsis Hermetis*, annoncée dès le chap. 3 du *De tinctura physicorum*, est le seul traité dont on connaisse le véritable auteur et l'origine: G. B. Agnello, *Espositione di Giovanbatista Agnello Venetiano sopra un libro intitolato Apocalypsis spiritus secreti*. Londres: John Kingston pour Pietro Angelino, 1566. Cela permet peut-être de situer la composition du *De tinctura physicorum* après 1566, à condition que l'allusion à l'*Apocalypsis* qui s'y trouve soit bien présente dans tous les manuscrits connus. Par contre, on ignore encore quand au juste, et par qui, le nom de Paracelse fut ajouté à ce texte (voir par exemple Sudhoff [1894], 444–445). Je prépare un article détaillé sur cette question, où j'espère pouvoir rassembler toutes les informations disponibles.

54 Redl, „Aurora Philosophorum“ (2008).

On ne connaît pas de manuscrit de la version latine de Dorn, excepté des copies tardives.[55]

On peut affirmer avec certitude l'existence de six manuscrits du texte original allemand, dont un est aujourd'hui détruit. L'état actuel des recherches ne permet pas encore de dire dans quelle mesure les uns dépendent des autres, mais on dispose déjà pour cela de quelques indications. Voici d'abord la liste des manuscrits, par ordre alphabétique:

- † Breslau, Dombibliothek, 87: *Aurora philosophorum. 1574.*[56]
- Dresden, Sächsische LB, Mscr.Dresd. e 7, 247–313: *Aurora philosophorum. Das 1. Capittell. 1576.*[57]
- Heidelberg, UB, Cpg 303, 1r–45r: *Aurora philosophorum. 1574.*[58]
- Heidelberg, UB, Cpg 600, 1r–62v: *Aurora philosophorum. 1569.*[59]
- Kassel, LB, 4° Ms. chem. 8, 2r–27v (ca 1574): *Aurora philosophorum Doctoris Philipp. Theoph. Paracelsi etc.*[60]

---

55 Londres, British Library, ms. Sloane 1552 (A.D. 1634?) (<www.levity.com /alchemy/britlib2.html>): copie des *Congeries Paracelsicæ Chemiæ de transmutationibus metallorum* (1581), qui contiennent presque tout le texte de l'*Aurora*. Londres, British Library, ms. Sloane 3549 (fin du XVIe s.), 26v: „La preparation du vitriol prinse de Paracelse, en son livre intitulé Aurora philosophorum, cap. 13" (copie – et non pas traduction française – du chap. 13 de l'*Aurora*; voir <www.levity.com/alchemy/britlib4.html>). De son côté, Redl (2008), 708 et 710–711, n° 6 et 16, suppose l'existence d'un manuscrit latin peut-être dérivé de la version latine éditée par Dorn, mais je ne suis pas du même avis. Voir plus loin, n. 78.

56 *Kriegsverlust*. Voir la description: <http://dtm.bbaw.de/HSA/Breslau70029 2740000.html>.

57 Voir la description: <http://digital.slub-dresden.de/id275356337/12 et /13>, à compléter par Redl (2008), 702–703.

58 Manuscrit numérisé: <http://digi.ub.uni-heidelberg.de/diglit/cpg303/ 0001>. Une description précise est accessible sur cette même page. La page de titre de ce manuscrit comporte, après la date, trois devises alchimiques: „Ignis et azoth tibi sufficiunt. Ubi natura desinit ibi ars incipit. Est in mercurio quicquid sapientes quærunt."

59 Manuscrit numérisé: <http://digi.ub.uni-heidelberg.de/diglit/cpg600/ 0001>. Une description précise est accessible sur cette même page.

60 Karl Sudhoff, *Paracelsus-Handschriften*, Berlin 1898, 718; H. Frühmorgen-Voss et N. H. Ott, *Katalog der deutschsprachigen illustrierten Handschriften des Mittelalters*, Bd. I, Fasz. 1, Munich 1991, 70. La datation de ce ma-

– New Haven, Yale University, Beinecke Library, MS. 309, 51r–71v (XVIIe s.): *Aurora Theophrasti Paracelsi.*[61]

Sur ces six manuscrits, celui de Kassel était déjà signalé par Sudhoff. Ceux de Breslau, Dresde et Heidelberg ont été signalés et décrits par Redl, qui a pu ainsi montrer l'existence de deux traditions distinctes du texte allemand: l'une, représentée par les trois manuscrits de Breslau et Heidelberg, offre un texte plus développé, dont voici l'*incipit*:

> Das 1. Capittel sagt vom anfange unnd herkommen aller freÿen kunsten, sambt der erfindung des philosophishen stains.
>
> Aller kunstenn unnd natturlicher geheimniß wissenshafftt, ist erstlichen gewesenn Adam der erste im paradeiß ein rechter, gottlicher, unnd natturlicher erfinder, welcher der ganzen natur, unnd creatur durch sein fürtrefflich erkantnus, unnd geschieckligkeit darrein in gott gestechett ist mechtig unnd ein her gewesenn. Den ehr hatt deß ganzen firmaments unnd aller elementen von den minsten unnd kleinesten punctenn biß zu den grostenn aller sichbaren unnd unsichbaren geheimnuß, erkandnuß, unnd volkommenen verstandt gehabtt…[62]

nuscrit est purement hypothétique: le texte qui le suit est daté de 1574, mais l'écriture n'est pas la même.

61 L'*explicit* montre, par comparaison avec la fin du texte de Dorn, qu'ici le texte est bien complet. Cf. Barbara A. Shailor, *Catalogue of Medieval and Renaissance Manuscripts in the Beinecke Rare Book and Manuscript Library, Yale University*, Binghamton (N.Y.): CMER Studies, 1984–1992, II (1987), 99–102, ici 100 („<www.archive.org/stream/catalogueofmedie02bein/shailor#page/n113/mode/2up>").
Premier possesseur connu: Dionysius Schmelzel von Adlsberg. L'*Aurora* est suivie d'extraits des *Archidoxes* de Paracelse, portant des dates comprises entre 1527 et 1543 [*sic*]. *Inc.*: „Von anfanng und herkommen der freÿen künste, und von erfindung des Philosophischenn Stäinns. Das erste Capitel. Adam ist der erste Erfinder aller künste"; *Expl.*: „ […] außlassung einiges Puncts hierinn gnügsam begriffen. Laus Deo."

62 Je donne ici le texte de Heidelberg UB, Cpg 600, 3r sans tenir compte des majuscules, qui y apparaissent de façon anarchique. Le texte du Cpg 303 est identique, avec quelques variantes dans la graphie. Les seules traces qui nous restent du manuscrit de Breslau sont son *incipit* et un bref *explicit*;

L'autre version, représentée par les manuscrits de Dresden et de Kassel – auxquels on ajoutera maintenant celui de Yale –, donne un texte nettement plus bref, dont voici l'*incipit*:

> Das erst Capitel. Von dem anfanng und herkomben der freÿen künst. Unnd von erfendung dess philosophischen stäins.
> Adam ist der erst erfennder aller künst. Dann er aller natürlicher unnd ÿbernatürlicher dinng wissen gehabt...[63]

On peut vérifier aisément que cette différence se retrouve tout au long du texte. Voici par exemple une comparaison du début du chapitre 11 dans les deux versions:

> [Cpg 600, 38v:]
> Arsenick wie in die alchimisteu zu nennen pflegt wirdt vonn den philosophen ein weisser geist genendt. Bonus Farrariensis, sagt das er componirt seÿ von der natur, aus dem schweffel und argento vivo. Andere philosophi sag, das er seÿ ein corpus minerale aus erde und wasser kreftigt zusammen gepackt und vermischet. Geber sagt er seÿ der natura sulphuris.
> [Kassel, 15v:]
> Von dem arsenico schreyben Bonifacius Ferrariensis, auch Geber unnd andere, das er zuesamben gesetzt sey, auss mercurio, unnd sulphure. Anndere sagen, auß wasser unnd erde. Etlich aber, auß der natur deß schwefels.

On peut se demander si le scribe du manuscrit Cpg 600 était très familier de ce genre de littérature. Il déforme en effet „Artephium" en „Archetiphium" (suivi en cela par le Cpg 303, qui semble en

l'*incipit*, qui s'arrête à „im Paradiesz", est lui aussi identique, avec quelques variantes de graphie.

63 Je donne ici le texte du manuscrit de Kassel, 2r. Le texte du manuscrit de Dresde, donné par Redl (2008), 703, est identique, avec quelques variantes dans la graphie. Les seules traces qui nous restent du manuscrit de Breslau sont son *incipit* et un bref *explicit*; l'*incipit*, qui s'arrête à „im Paradiesz", est lui aussi parfaitement identique, avec quelques variantes de graphie. Le manuscrit de Breslau était presque de la même longueur que le Cpg 600 (Breslau: 63 fol. + 3 fol. blancs; Cpg 600: 62 fol. + 4 fol. blancs). Le Cpg 303, d'une mise en page plus serrée, est nettement plus court (2 fol. blancs + 45 fol. + 3 fol. blancs).

être une copie),[64] tandis que le manuscrit de Kassel donne bien „Artephium“.[65] Le scribe du Cpg 600 déforme également „Gamahæa“ en „Gamaga“ (tout comme le Cpg 303, mais contrairement au manuscrit de Kassel), et „Reuchlinum“ en „Reinlium“ (contrairement au Cpg 303, qui donne, cette fois, le nom correct).[66]

On observera que, tandis que l'Aurora est anonyme dans la version longue, elle est attribuée à Paracelse dans deux manuscrits sur trois de la version abrégée (ceux de Kassel et de Yale), ce qui est peut-être une simple coïncidence privée de toute signification. En effet, comme je l'ai montré plus haut, la coloration paracelsienne du texte est assez manifeste – l'auteur étant visiblement un paracelsien convaincu – pour avoir pu tout naturellement conduire des amateurs d'alchimie à attribuer ce texte au médecin suisse.

La datation de l'Aurora est, au premier abord, facile à établir: avant 1569 (date indiquée sur la page de titre du Cpg 600, qui visiblement recopie un modèle que, dans de rares cas, il ne comprend pas). On peut aussi préciser que, selon toute vraisemblance, l'*Aurora* est postérieure à la *Monas Hieroglyphica* de John Dee (1564), à laquelle elle emprunte plusieurs concepts comme ceux de *Cabala realis* et d'*Horizon æternitatis*, et à qui elle emprunte aussi une autorité alchimique très inhabituelle: Anaxagoras.[67]

---

64 D'après Redl (2008), 698 et d'après Mathias Miller, rédacteur de la notice du manuscrit sur le site <http://digi.ub.uni-heidelberg.de/diglit/cpg303/0007>.

65 Cpg 600, 13r („Archetiphium“); Cpg 303, 8r („Archetiphium“); Kassel, 6r („Artephium“).

66 Cpg 600, 13v („Gamaga“); Cpg 303, 8v („Gamaga“); Kassel, 6r („Gamahæa“). Cpg 600, 13r („Bachonem, Cornelium Agrippa, Reinlium“); Cpg 303, 8r („Bachonem, Cornelium Agrippa, Reuchlinum“); Kassel, 6r („Bachonem, Agrippam etc.“).

67 D'autres rapprochements seront démontrés dans un prochain travail d'Annelies van Gijsen. Voir *Aurora*, chap. 4 (Cpg 600, 12v–13r): „Viel hawen sich unterstanden, unnd vermeinet dieser hohen leutte, weisheit unnd geheimste magia, auch der rechten Hebreorum cabala realis, grundlichen zu exploryren, unnd warhafftig das werck, widerumb zu richten.“ Et John Dee, *Monas Hieroglyphica*. Anvers: Guillaume Sylvius, 1564 (rééd. et trad. par C. H. Josten in *Ambix* 12 (1964), 84–221), 7: Nullumque Mortalem se ex-

L'*Aurora* aurait donc été composée entre 1564 et 1569. Mais il faut aussi tenir compte, dans sa composition, de ses rapports étroits avec le corpus attribué à Isaac Hollandus, et bien que ces rapports ne modifient sans doute guère cette datation approximative, le plus prudent est d'attendre sur ce point de nouveaux résultats des recherches d'Annelies van Gijsen.[68]

Quant à la traduction de Dorn, qui est très abrégée – même par rapport à la version brève du texte allemand –, tout porte à croire que c'est Dorn lui-même qui décida de raccourcir ainsi le texte, compte tenu du peu de temps dont il disposait pour répondre aux demandes de son nouveau mécène.

La fortune de ce texte a fait l'objet de différentes remarques de la part de Philipp Redl. En fait, on ne peut pas en juger de façon homogène. Il paraît fort probable, comme le soutient Redl, que la retraduction en allemand par Johann Huser de la version latine de Dorn[69] ait exercé une certaine influence après sa publication (1605), mais uniquement dans les pays de langue allemande, et il est frappant de constater, comme le fait Redl, que la version originale allemande ait entièrement cessé d'être connue après l'édition Huser,[70] alors même qu'étaient en circulation, avant cette édition, au moins sept manuscrits allemands de l'*Aurora* – si l'on ajoute aux six manuscrits connus le modèle mal recopié par le Cpg 600.

cusare posse, de Sanctæ hujus nostræ Linguæ Imperitia. Quam, in nostris ad Parisienses Aphorismis, REALEM nominavi CABALAM […]." Sur le concept d'„*Horizon æternitatis*" (Dee [1564], 27r) dans l'*Aurora*, voir Kahn (1994), 112 n. 208. Sur Anaxagoras (un philosophe parmi tant d'autres dans la *Turba philosophorum*), qu'on est surpris de voir mentionné plusieurs fois dans l'*Aurora* (par ex. au chap. 3) si l'on ignore cette source, voir Dee (1564), 18r–v: „Anaxagoras, certe, ex hoc Magisterio, excellentissimam, Post, fecit Medicinam: ut in suo *περὶ τῶν ἐκστροφῶν φυσικῶν* libello videre licet."

68 Voir l'exposé du problème dans Annelies van Gijsen, „Isaac Hollandus revisited", in M. López Pérez, D. Kahn et M. Rey Bueno (Hgg.), *Chymia. Science and nature in medieval and early modern Europe*. Cambridge: CSP, 2010, 309–329, ici 316–317.

69 Paracelse, *Chirurgische Bücher und Schrifften*, Strasbourg: Lazarus Zetzner, 1605, *Appendix*, 78–92.

70 Redl (2008), 692, 705 et 709.

Mais dans le reste de l'Europe, en revanche — et même parfois en Allemagne —, c'est de toute évidence la version latine qui fit connaître ce texte, comme le montrent les exemples d'un traducteur anglais anonyme de la fin du XVIe siècle;[71] de l'alchimiste Joos Balbian, qui traduisit l'*Aurora* en hollandais vers 1600;[72] du *Theatrum Chemicum* (vol. I, Ursel 1602, rééd. Strasbourg 1613 et 1659), où furent repris les *Congeries Paracelsicæ* de Dorn qui contenaient l'essentiel de l'*Aurora*; de Johann Huser lui-même; de Robert Turner, auteur en 1657 d'une traduction anglaise des *Congeries Paracelsicæ*;[73] de James Howell, qui publia en 1659 sa propre traduction anglaise de l'*Aurora*;[74] de Jacob Du Poirier, médecin de Tours (ca. 1676–1678);[75] peut-être d'un traducteur

71 Easton (Pennsylvania), Lafayette University Library, ms. 1 (XVIe s.), 82v–86v: traduction des chap. 1 à 5 de l'*Aurora* (*inc.*: „Of the originall of the philosophers stone. Chap. 1. Adam the first inventor of arts, because he had the knoweledge of all things, as well before the fall as after, thereupon did divyne that the world should waste away and be destroyed by water…"). Signalé dans Kahn (1994), 65 n. 26. Voir William J. Wilson, *Catalogue of Latin and Vernacular Alchemical Manuscripts in the United States and Canada.* [Paru d'abord dans *Osiris* VI (1939), et réimprimé à] Bruxelles: UAI, 1939, 471–472.

72 Annelies van Gijsen, Joos Balbian en de steen der wijzen; de alchemistische nalatenschap van een zestiende-eeuwse arts. Leuven: Peeters, 2004, 121–130; repris par Redl (2008), 709.

73 *Paracelsus of the Chymical Transmutation, Genealogy and Generation of Metals and Minerals* […]. Trad. Robert Turner. Londres: Richard Moon et Henry Fletcher, 1657 (numérisé sur GoogleBooks). Voir Gilly (1993), 45.

74 Paracelsus his Aurora, & Treasure of the philosophers : As also the Water-stone of the wise men […] Faithfully Englished. And published by J. H. Oxon. [James Howell]. Londres: pour Giles Calvert, 1659. Redl (2008), 710, trop confiant en Sudhoff, a attribué cette édition au paracelsien élizabéthain John Hester († 1593; voir Allen G. Debus, The English Paracelsians. New York: Franklin Watts, 1966, 66–69).

75 Londres, British Library, ms. Sloane 3118 (*Collectanea medica et chemica Jacobi de Poirier*), 338r–375v, 416r–429r, 522r–649r (*non vidi*; le nombre de pages indiquées par Ayscough est surprenant); ms. Sloane 3119 (*Collectanea Jacobi de Poirier, volumen alterum*), 60v (*non vidi*). Voir Samuel Ayscough, *Index to the Sloane manuscripts in the British Museum.* Londres 1904, 65a; <www.levity.com/alchemy/ britlib4.html>.

français anonyme du milieu du XVIIIe siècle;[76] enfin du pasteur et médecin alchimiste J. C. F. Bährens (1783).[77] Ce succès de la version de Dorn ne diminue en rien l'intérêt des versions allemandes, essentielles pour reconstituer la genèse, encore si mal connue, des traités pseudo-paracelsiens de la fin de la Renaissance. J'insiste seulement sur le fait que la version latine fut un relais majeur du succès de l'*Aurora* en Europe jusqu'au XVIIIe siècle et ne peut donc pas être négligée.

---

76 Londres, Wellcome Historical Medical Library, MS. 3758–3759 (avant 1767): *Aurore australe de Théophraste Aréole Paracelse. Archydoxes magiques contenans l'Art de la Chryzopée*. J'ignore le contenu exact de ce manuscrit, rédigé en français, mais aussi en allemand et en latin, qui appartint à Nicolas Le Camus, Président de la Cour des Aides († 1767). Voir <http://archives.wellcome.ac.uk/DServe/dserve.exe?dsqIni= Dserve.ini&dsqApp=Archive&dsqCmd=Show.tcl&dsqDb=Catalog&dsqPos=0&dsqSearch=%28 AltRefNo=%27MSS.3758,%20379%27%29>.

77 *Aurora philosophorum, die Morgenröthe der Weisen, von Gerhard Dornäus. Aus einem höchstraren lateinischen Text übersetzt*. Cologne: in der I. A. Imhofischen Buchhandlung, 1783, 16 pages in 8° (exempl. Darmstadt, ULB; Glasgow, UB, Special Coll., Ferguson Ap-a.34; St. Louis, Washington Univ., Becker Medical Library, Paracelsus Coll.). Le traducteur, J. C. F. Bährens (1765–1833), a été identifié par Redl (2008), 700–701, qui précisait aussi (710–711) que la version de Bährens diffère beaucoup („weicht stark ab") de toutes les autres versions de l'*Aurora*. Il me semble en fait que Bährens a résumé à très grands traits le texte latin de Dorn tout en en traduisant fidèlement certains passages, invoquant de prétendues lacunes dans son modèle pour justifier la brièveté de sa version, ou peut-être pour sacrifier à un simple *topos* littéraire. Il y aurait beaucoup à dire sur cette édition, qui est intéressante en elle-même, mais c'est à Philipp Redl qu'il appartient de l'étudier en détail. Qu'il trouve ici tous mes remerciements pour son très aimable concours.

Nova Acta Paracelsica, N.F. 24&25 (2010/11), Seiten 157–168

Die Mariologie der katholischen Kirche

Pater GREGOR JÄGGI OSB

Übersicht

1. Einleitung

Viele gläubige Katholiken und der Kirche gegenüber kritisch-distanziert eingestellte ferne und nahe Beobachter kennen einige Lehraussagen über Maria, meist die jüngsten Dogmatisierungen.

Sie beziehen indessen ihre klarsten Eindrücke aus der konkreten Marienverehrung, die nicht immer genau den theologischen Koordinaten kirchlicher Lehre entsprechen. Das führt leicht dazu, dass Einzelaussagen aus dem Zusammenhang gerissen sind und ein zutreffendes Bild erschweren. Was so ziemlich der Normalfall ist, das hat auch für die Theologie bis zum II. Vaticanum gegolten. Erst dieses Konzil hat die Bemühung um eine Synthese des Glaubens der Kirche auf sich genommen, wie mit folgendem Zitat aus der Kirchenkonstitution „Lumen Gentium“ illustriert wird:

> Denn Maria vereinigt, da sie zuinnerst in die Heilsgeschichte eingegangen ist, gewissermaßen die größten Glaubensgeheimnisse in sich und strahlt sie wider. Daher ruft ihre Verkündigung und Verehrung die Gläubigen hin zu ihrem Sohn und seinem Opfer und zur Liebe des Vaters. Die Kirche aber wird, um die Ehre Christi bemüht, ihrem erhabenen Typus ähnlicher durch dauerndes Wachstum in Glaube, Hoffnung und Liebe und durch das Suchen und Befolgen des Willens Gottes in allem. Daher blickt die Kirche auch in ihrem apostolischen Wirken mit Recht zu ihr auf, die Christus geboren hat, der dazu vom Heiligen Geist empfangen und von der Jungfrau geboren wurde, dass er durch die Kirche auch in den Herzen der Gläubigen geboren werde und wachse. Diese Jungfrau war in ihrem Leben das Beispiel jener mütterlichen Liebe, von der alle beseelt sein müssen, die in der apostolischen Sendung der Kirche zur Wiedergeburt der Menschen mitwirken. (LG 65).

Dieses Konzilzitat benennt die Themenbereiche präzise, in denen sich die Mariologie ansiedelt: die Heilsgeschichte in ihrem göttlichen Ursprung; die Bezogenheit auf Christus und in ihm zum Vater; die Bedeutung Mariens für die Kirche und die Gläubigen; die gnadenhafte Gottesgemeinschaft des Menschen. Damit sind die Felder des Glaubens und der Verehrung aufgezählt. Im langen Verlauf der Kirchengeschichte ergab sich für die Mariologie ein lehrmäßiger Konsens, der thesenartig folgendermaßen lautet:

1. Maria hat den ewigen Sohn Gottes als Jungfrau (ohne natürliches Mitwirken eines Mannes) dank des Wirkens des Heiligen Geistes als Mensch empfangen. Zur Lehre der Jungfräulichkeit vor der Geburt (*virginitas ante partum*) kommt die Lehre hinzu, dass Maria als Jungfrau ihren Sohn geboren hat (*virginitas in partu*) und dass sie lebenslang jungfräulich gelebt hat. Zusammengefasst im Ausdruck *Maria semper virgo*.

2. Maria wird Gottesmutter oder Gottesgebärerin genannt. Dies aufgrund der hypostatischen Union, das ist die Einheit der göttlichen und menschlichen Natur in der Person Jesu.
3. Maria ist vom ersten Augenblick ihres Daseins an (Empfängnis) durch eine nur ihr zukommende Gnade vor der Erbsünde bewahrt worden. Daraus ergibt sich eine persönliche Heiligkeit, die Bewahrung von der Neigung zur Sünde (Konkupiszenz) und die Sündenfreiheit.
4. Am Ende des Lebens ist Maria durch die Gnade Christi in der Gesamtheit ihrer menschlichen Existenz (Leib und Seele) vollendet und in die himmlische Gemeinschaft Gottes aufgenommen worden.
5. Im Zusammenhang der allgemeinen kirchlichen Praxis der Verehrung der vollendeten Heiligen (*cultus duliae*) darf auch Maria verehrt und um ihre Fürbitte angerufen werden (*cultus hyperduliae*). Dies ist kein heilsnotwendiger Akt, sondern gilt als guter und nützlicher Bestandteil der christlichen Frömmigkeit.
6. Maria ist als Glied der Kirche das Urbeispiel des begnadeten und glaubenden Menschen und sie versinnbildlicht in der Typologie die Glaubensgemeinschaft der Kirche.

Das sind die dogmatischen Grundsätze der katholischen Marienverehrung. Die Lehrentwicklung gestaltete sich ganz komplex über eine sehr lange Zeitspanne. Noch mannigfacher stellen sich die Umsetzungen der Lehre in die vielfachen Spiritualitätsgestalten, in die Frömmigkeitsformen, in die dichterische Gestaltungsfreiheit und in die Kunst dar. Dieser unermessliche religiöse und kulturelle Reichtum ist die Ausfaltung des einen mariologischen Fundamentalprinzips: die jungfräuliche Gottesmutterschaft. Alle Aussagen über Maria haben allein darin ihren Grund und müssen auf ihn zurückweisen.

2. *Entfaltung der dogmatischen Reflexion in der Glaubensgeschichte der Kirche*

2.1. *Der heilsgeschichtliche Zugang: der Unglaube Evas – der Glaube Marias*

In der Liturgie und in der Katechese der Alten Kirche (Spätantike), welche die Erlösung stark von der Inkarnation (Menschwerdung des Logos, der zweiten göttlichen Person, des Sohnes) her sah, ist die Geburt des göttlichen Erlösers aus der Jungfrau der Zugang zur theologischen Durchdringung. Betont wurde deshalb der Glaube Marias, der Gott gegenüber so offen war, dass ein Mensch das Mittel der geschichtlichen Verwirklichung der göttlichen Menschwerdung wurde. Maria ist nicht die Ursache, sondern das in Freiheit zustimmende Mittel von Menschwerdung und Erlösung. Unter dem Aspekt des Glaubensgehorsams bot sich als Parallele zur paulinischen Adam-Christus-Typologie eine Typologie Eva-Maria an. Die Parallele wurde spekulativ noch dadurch zugespitzt, dass man von der ‚Jungfrau Eva' sprach, die dem Adam verlobt war. Leitmotiv des Vergleiches ist die Dialektik ‚Ungehorsam-Gehorsam'. Ersterer führt zum Tod, letzterer zum Leben. Deshalb muss man Maria als die wahre Mutter der Lebenden ansehen (vgl. Gen 3,20). Durch ein Menschenpaar, Adam und Eva, kam der Tod. Durch ein anderes Menschenpaar, Christus und Maria, kommt das Leben.

Diese Scharnierstellung Marias in der Heilsgeschichte kann noch weiter ausgelegt werden. Sie steht am Anfang der Glaubensgeschichte einer neuen Menschheit, das ist die im Glauben wiedergeborene Kirche des Neuen Bundes. Maria repräsentiert als Jungfrau die Kirche, welche von Gott das Heil empfängt. Zugleich repräsentiert sie auch das Wesen der Kirche, die durch Verkündigung und Heilsdienst aufgrund des Glaubens und der Taufe neue Glieder am Leib Christi (Kirche) gebiert. Innerhalb der das Heil empfangenden Kirche repräsentiert sie beispielhaft das begnadete Vorbild, durch das sich die Kirche mit ihren einzelnen Gliedern im Glauben und in der Liebe mit Christus, dem Haupt der Kirche, verbinden lässt, analog dem Verhältnis von Bräutigam und Braut.

An Maria wird exemplarisch das personale Verhältnis Christi zur Kirche und der Kirche zu Christus reflektiert.

Maria gilt als die einzigartige Verkörperung des vollkommen mit Gott verbundenen Menschen aufgrund ihres Gehorsams gegenüber dem Wort Gottes, das aus ihr Fleisch angenommen hat. Als ganz Begnadete, rein Glaubende ist sie die voll Erlöste. Der heilsgeschichtliche Überlegungsansatz als der umfassendste Ansatz der Reflexion über Maria ist ganz von der Ellipse Gnade – Glaube als Brennpunkten getragen.

2.2. Die christologische Zentrierung

In diesem Bereich sind die Jungfräulichkeit und die Gottesmutterschaft Marias Thema.

2.2.1 Die immerwährende Jungfräulichkeit

Erstens wird die Jungfräulichkeit **vor** der Geburt gelehrt. Diese Aussage will sicherstellen, dass in der jungfräulichen Empfängnis die Selbstvermittlung des Logos Gottes, des Sohnes, ohne geschöpfliche Vermittlung mittels menschlicher Zeugung, in der konkreten Existenz eines Menschen ausgedrückt wird. Der Vorgang übersteigt die Möglichkeiten der Natur und der menschlichen Vorstellung. Der Glaube richtet sich dabei unmittelbar auf das Wirken Gottes und nicht auf die Biologie.

Die frühesten Glaubensbekenntnisse enthalten diesen Glauben und weisen dadurch implizit darauf hin, dass das Kontestationspotential diesbezüglich erheblich war (z.B. Adoptionschristologien, gnostischer Doketismus, jüdische Bestreitung der christlichen Interpretation des AT in Jes 7,14, Kritik der rationalen griechischen Philosophie). Die Theologie insistierte (darauf), dass es nicht aus der Vernunft ableitbar ist, dass der transzendente Gott der Welt immanent werden kann und ihr im Menschen Jesus begegnet. Gott nahm nicht einen vorhandenen Menschen an, sondern wurde selbst Mensch.

Zweitens wird die Jungfräulichkeit in der Geburt gelehrt. Anvisiert ist eine theologische Aussage und nicht eine biologische. Wie? Indem die theologische Situation des Menschen als Entfremdung von Gott und dadurch seine Erlösungsbedürftigkeit in den Blick kommt. Dabei wird die schon erwähnte Parallele Eva-Maria wichtig. Die Nöte der Geburt eines Menschen stehen im Zusammenhang mit der durch die Ursünde verletzten Schöpfung. Die Geburt eines Menschen ist nicht nur ein biologischer Vorgang, sondern dieser ist in eine umfassende Personrelation zwischen Mutter und Kind eingebettet und von aktiven wie passiven Bedingungen bestimmt. Bei Maria nimmt die Kirche ein einmaliges Personalverhältnis zu ihrem Sohn an, da er der Erlöser ist und als solcher den heilenden und erlösenden Einfluss der Gnade auf die Natur bewirkt. Im Vorgang des Gebärens zeigt sich wie in allen menschlichen Grundvollzügen eine Differenz in der Passivität des Widerfahrnis, dem der konkrete Mensch (hier Mutter) unterworfen ist, und dem inneren Willen zur Aktivität, das heißt zur personalen Integration des ganzen Ereignisses. Diese Differenz wird in der Anthropologie als Schmerz, als Zerreißen, als Entfremdung aufgefasst. Durch ihr Einverständnis mit der Menschwerdung des Logos aus ihr, ist Maria im Akt der Geburt schon in der Wirklichkeit des eschatologischen Heils zu sehen, das sich in Christus ereignet. In der Geburt Christi leuchten die Zeichen der messianischen Endzeit auf. Das hat auch spirituelle Konsequenzen. Christlicher Glaube erkennt nach dem Vorbild Marias in jeder Geburt, die eine Frau im Glauben annimmt, eine Erfahrung des endzeitlich gekommenen Heils.

Drittens wird die Jungfräulichkeit nach der Geburt gelehrt. Es geht um die Konsequenz aus der jungfräulichen Gottesmutterschaft. Diese trägt in sich die freie Indienstnahme zugunsten des Heilswirkens Gottes. In der Menschwerdung des Logos kann die Indienstnahme nicht punktuell begriffen werden. Maria ist als jungfräuliche Gottesmutter in eine einmalige und einzigartige Beziehung zu Gott getreten, die nicht mehr aufgehoben oder eingeschränkt werden kann. Die Alte Kirche begriff die Jungfräulichkeit Marias als ganz-menschliche, personale und heilsgeschichtliche Bezogenheit auf den Gott der Offenbarung und die Eingeschichtung dieser Offenbarung im Leben Jesu.

2.2.2. *Gottesmutterschaft*

Diese ohne Zweifel grundlegendste Glaubensaussage der Mariologie ist die Folgerung aus dem christologischen Dogma von der Einheit der göttlichen und der menschlichen Natur in der Person Jesu. Dieses Dogma ist wiederum bestimmt durch Überlegungen zur Erlösung: nur wenn Gott wirklich das Menschensein ganz angenommen hat, ist die Menschheit erlöst. Maria hat nicht einen Menschen geboren, mit dem sich die Person des Logos nachträglich verbunden hat, sondern sie hat die Person des Logos in der aus ihr angenommenen menschlichen Natur geboren.

Das Gottsein empfängt der Logos ganz von Gott-Vater (der Vater ist die „Quelle" des Gottseins). Das Menschsein nahm er in der Zeit aus Maria an. Es stellt sich nun die Frage, wie die Mutterschaft Marias bezüglich des Kindes zu verstehen ist. Ihre Mutterschaft begründet nicht primär eine naturale Beziehung, sondern Mutter und Kind stehen sich als Person gegenüber im Akt des Gebärens und im Akt des Geborenwerdens. So entsteht eine Personbeziehung zwischen Mutter und Kind. Es ist nun entscheidend, wer die geborene Person ist. In der jungfräulichen Empfängnis ist der Logos (zweite göttliche Person) der personale Träger der göttlichen wie der menschlichen Natur geworden, und er ist das Prinzip der Einheit der beiden Naturen (theologisch spricht man von hypostatischer Union und Enhypostasie der menschlichen Natur in die Hypostase des Logos). Ich weiß, dass diese philosophischen Erklärungen sehr abstrakt tönen und es auch sind. Darauf muss ich im Einzelnen auch nicht eingehen. Entscheidend ist die differenzierte Einheitsvorstellung von der Person Christi, die verschiedene unstatthafte Interpretationen abwehren will. Dabei ist das philosophische Bemühen nicht eine Auflösung des theologischen Geheimnisses, das nicht analysierbar ist. Es ist hingegen der Versuch der Vernunft, sich so weit wie möglich nachvollziehbar rational Rechenschaft zu geben, um den Vorwurf des Mythos zu bannen.

Die komplexe Verschachtelung der theologischen Aussagen macht auch deutlich, dass die Mariologie nicht um ihrer selbst willen gedacht wird, sondern innerhalb der Heilsgeschichte angesiedelt ist. Die Denkfigur der differenzierten Einheit von göttlicher und menschlicher Natur in der Person Christi führt dazu, dass die Kirche Maria als Gottesgebärerin/Gottesmutter bezeugt. Vielleicht ist es bekannt, dass in der Auseinandersetzung, die zu dieser dogmatischen Festlegung geführt hat, auch der Begriff Christusgebärerin ins Spiel kam. Er schien jedoch der Konzilsmehrheit von Chalzedon nicht angemessen gewesen zu sein, um die Einheit der Person Jesu korrekt auszudrücken. Gottesmutter war eindeutiger, und es bestand kaum die Gefahr, dass eine Verwechslung mit der paganen Rede von Göttermüttern zu befürchten war, da im Mythos jeweils eine geschlechtliche Verbindung von Göttervater und Frauen behauptet wird.

2.3. Der begnadete Mensch – Anfang und Vollendung Marias

Wie bereits gehört, bilden das Ja Marias zu Gottes Heilsplan und ihre Gottesmutterschaft das Zentrum der Mariologie. In diesem Licht erfolgt jetzt der Blick auf ihr Menschsein, genauer auf die Voraussetzungen der jungfräulichen Gottesmutterschaft. Die Lehren von der Bewahrung vor der Erbsünde von Anfang an (Immaculata) und diejenige von der Vollendung in Gnade mit Seele und Leib (Assumpta) sind nicht ausdrücklich in der Heiligen Schrift belegt. Sie sind aus dem geistlichen und theologischen Folgerungssinn innerhalb des Glaubensbewusstseins der Kirche erwachsen, das lange und verwickelte Reflexionsphasen durchmachte.

2.3.1. Die Bewahrung Marias vor der Erbschuld („Erbsünde“)

Die Freiheit zum Ja-Wort für die Gottesmutterschaft ist nicht das Verdienst Marias, sondern wurde ihr möglich aufgrund der Gnade. Es stellen sich indes zwei Fragenbereiche. Zuerst steht in der Glaubenslehre fest, dass Christus der Mittler allen Heils ist und dass jeder Mensch seine ihm zukommende Erlösung erhält. Zugleich steht fest, dass alle Menschen erlösungsbedürftig sind, auch

Maria. Auf der anderen Seite ist es undenkbar, dass der Logos aus einem Menschen geboren wird, der der Sünde unterworfen ist; das widerspräche der Ehre Gottes. Die theologische Gesamtlösung aufgrund dieser Prämissen erfolgt durch die Verbindung aller entscheidenden Elemente und lautet wie folgt:

Maria ist im ersten Augenblick ihrer [natürlichen!] Empfängnis aufgrund einer besonderen Gnade und Auszeichnung von Seiten des allmächtigen Gottes, im Hinblick auf die Verdienste Jesu Christi, des Erlösers des Menschengeschlechtes, vor jedem Makel der Erbschuld bewahrt worden und wurde damit auch davor bewahrt, aktuelle Sünden begehen zu können. Nicht bewahrt worden ist Maria vor allen nicht-moralischen Folgen der Erbsünde.

2.3.2. Die Aufnahme Marias in den Himmel als Frucht der Auferstehung Christi

Der Glaubenssatz betreffend die Aufnahme Marias mit Leib und Seele in die himmlische Herrlichkeit ist das komplexeste Ergebnis der mariologischen Reflexion. Ausgangspunkt ist die Anwendung allgemeiner neutestamentlicher Aussagen über das Schicksal der Verstorbenen auf Maria, in Berücksichtigung schon festgelegter mariologischer Lehre: d.h. die Vorstellung der Gleichgestaltung von Getauften mit Tod und Auferstehung Christi, die vollendete Gottesschau der Erwählten, die Lehre von der Jungfräulichkeit und Gottesmutterschaft, die Erkenntnis der tiefen Verbindung mit dem Heilswerk Christi; dies alles führt zur theologischen Konklusion, dass der Mensch Maria bei Gott bereits jetzt ganzheitlich vollendet ist. An ihr zeigt sich die Einheit der Erwählung, Begnadung und Verherrlichung der Glaubenden in der Gnade Christi. An Maria können die Glieder der Kirche ihre eigene Bestimmung ablesen. Die Botschaft des Dogmas ist dahingehend zu verstehen, dass Maria im Glauben und in der Gnade einzigartig mit der Erlösungstat Christi verbunden ist und deshalb auch an der Auferstehungsgestalt Christi als Ersterlöste und Vollerlöste teilnimmt. Im Tod wurde die Personalrelation Marias zu Gott in Christus und dem Geist zur Vollendung gebracht.

Im Dogma bleiben die Fragen wie: a) nach dem leiblichen Tod, b) der Unverwestheit des Leibes, c) des Privileges, ob Maria als einzige unter den Heiligen gewürdigt ist, jetzt schon ganz (mit Leib und Seele) an der Herrlichkeit des Auferstandenen teilzuhaben, offen.

3. Auswirkungen der Marienlehre auf die Kirche und die Glaubenden

3.1. Die Marienverehrung in der Kirche

Die Kirche ist die Heilsgemeinschaft, die im Füreinander und im Miteinander lebt (realisiert durch solidarisches Handeln und Fürbitte), damit alle Glieder durch die Gnade Christi, ihres Hauptes, zur Vollendung kommen. Diese Gemeinschaft kann durch den Tod nicht zerstört werden, sondern es besteht die Einheit von pilgernder und vollendeter Kirche. Die Rolle Marias innerhalb dieser Heilsgemeinschaft ist durch ihre heilsgeschichtliche Stellung begründet. Sie ist aus der Kraft Christi ermächtigt, an seiner Heilstätigkeit in wesenhafter Unterschiedenheit mitzuwirken, so dass die einzige Mittlerschaft Christi nicht tangiert wird. Sie wird deshalb als Fürsprecherin, Helferin, Beistand, Mittlerin angerufen.

Indem Maria in ihrer Person das Urbild der Kirche als Jungfrau im Gehorsam gegenüber Gott sowie als Mutter Jesu Christi darstellt, hilft sie in Liebe mit bei der Geburt und Erziehung der Gläubigen (LG 63). Begründet ist dies durch ihren Glauben, ihre Liebe und ihre vollkommene Einheit mit Christus.

Maria kann von den Gläubigen verehrt werden (siehe das Magnificat (Lobgesang Marias), Lk 1,46–55): „Selig werden mich preisen alle Geschlechter. Denn Großes hat mir der Mächtige getan und heilig ist sein Name"; denn sie nimmt aufgrund der Gnade Gottes dank ihrer Gottesmutterschaft einen Rang über Engeln und Menschen ein. Die Verehrung steht nicht in sich selbst, sondern aufgrund der engen Verbindung zu Christus führt sie zum Vater. Die Verehrung Marias ist Gedächtnis ihrer gnadengewirkten Lebensgeschichte, Dank an Gott für ihre einzigartige Beauftragung in der Heilsgeschichte, Nachahmung ihres vorbildlichen Lebens und im Gebet an Gott bewusstes Eingehen einer personalen Gemeinschaft mit allen Gliedern der Heilsgemeinschaft.

3.2. Der von Gott begnadete Mensch – eine Spiritualität der Erhebung

An Maria ist exemplarisch geschehen, was der dreifaltige Gott für jeden Menschen vorgesehen hat, der die Gnade des Glaubenkönnens annimmt. Gott wendet sich dem Menschen zu und ist mit ihm. Durch seine Gnade kann der Mensch sein Ja-Wort zu seinem Lebensweg geben, der die Einheit mit Jesus Christus in einer konkreten Nachfolgegestalt ist. Die Erkenntnis des Glaubens und das Verstehen des Verkündigungswortes geschehen durch das Wirken des Geistes. Der Mensch ist bestimmt zur Einheit mit Gott allein durch den Willen dieses Gottes.

Gottes Zuwendung in seiner Selbstmitteilung schenkt die Bereitschaft zur Annahme dieser Selbstmitteilung, welche die menschliche Geschöpflichkeit in Freiheit ganz auf Gott den Schöpfer ausrichtet. Das Heil ist die durch die menschliche Freiheit aus Gnade angenommene Selbstmitteilung Gottes. Der Mensch kann durch die gnadenhafte Erhebung seines Willens in Liebe auf Gottes Kommen antworten.

Maria lebte ihre Begnadung nicht als Sonderbesitz, sondern war verfügbar innerhalb der Heilsgeschichte. Ihre Aufgabe wurde zu ihrer Heiligkeit. Die Gnade Gottes für den einzelnen Menschen dient immer dem Aufbau des Leibes Christi, der Kirche als Solidargemeinschaft. Im christlichen Tod als der letzten irdischen Gleichgestaltung mit Christus stiftet die Gnade die Endgültigkeit der Heilsgemeinschaft als Liebesgemeinschaft mit Gott und den Menschen. Es tritt in Erscheinung, was der jeweilige Mensch ist. Die Kirche ist der Überzeugung, dass der begnadete, heilige Mensch ganz auf die Gemeinschaft hin geöffnet und verpflichtet ist. Deshalb ist Maria die universale und fürbittende Mittlerin. Sie schafft nicht die Gnade, das tut allein der dreifaltige Gott, aber ihr Wirken setzt die Gnade in die soziale Dimension des Heiles um, so die Gegenwart Gottes unter den Menschen aufzeigend.

Marienverehrung hat seit früher Zeit eine hohe Bedeutung für die katholische Spiritualität, weil sie die Wirksamkeit der Gnade exemplarisch darstellt. In ihr wird die Freiheit des Menschen auf Gott hin gepriesen. Gottes Ehre offenbart sich in der geglückten Selbstmitteilung an den Menschen, dem er sich schenkt für den personalen Selbstvollzug auf die Gemeinschaft mit sich selbst hin. Im Blick auf Maria können die Gläubigen das eigene Tochter/Sohn-Sein Gottes, ihre Nachfolge des Sohnes und die vertrauensvolle Beziehung zum Geist erahnen und in Freude leben.

Nova Acta Paracelsica, N.F. 24&25 (2010/11), Seiten 169–183

„Ein pilgrim bin ich gewest/ alein und fremd und anders." Zum Motiv des Pilgers im theologischen und medizinisch-naturwissenschaftlichen Schrifttum Hohenheims

PIRMIN MEIER

Theophrastus von Hohenheim, genannt Paracelsus, wurde bei der Gründung der Schweizerischen Paracelsus-Gesellschaft (1942) wie später anlässlich der Jubiläumsausstellung zu seinem 500. Geburtstag (1993) als Sohn von Einsiedeln gewürdigt. Die dem Kloster verbundenen Biographen Raymund Netzhammer (1901) und Ildefons Betschart (1942) sahen in ihm ein Produkt des Pilger- oder Schwabenweges zum Heiligtum Maria Einsiedeln. Mag auch die genaue Lage der *Geburtsstätte,* von der auf einer Gedenktafel bei der Teufelsbrücke über die Sihl die Rede ist, umstritten sein, so steht doch zweifelsfrei fest, dass Vater Wilhelm von Hohenheim und seine Familie direkt an einem der fünf Pilgerwege nach Einsiedeln gelebt haben. Zumal im Spätmittelalter strömten

> Pilgerhaufen, zu hunderten täglich, sogar in den rauhesten Wintermonaten nach Einsiedeln; viele von ihnen stürzten [...] auf die Knie und rutschten so dem ersehnten Ziel ihrer Pilgerschaft entgegen.

So Friedrich Matthisson in einem bei Orell Füssli veröffentlichten historischen Reisebericht.[1]

Das im Rhythmus von jeweils sechs Jahren durchgeführte Pilgerhochfest der Engelweihe kann die Familie Hohenheim vielleicht

---

1 Matthisson, *Schriften*, Bd. 2, Zürich 1825, 175; vgl. auch Grimm, *Deutsches Wörterbuch*, s.v. «pilger», Bd. 13, 1848f.

einmal, höchstens zweimal miterlebt haben. Es fand jeweils dann statt, wenn der 14. September, das legendäre Datum der Einweihung der Gnadenkapelle, auf einen Sonntag fiel. Um 1500 sollen zu diesem Anlass an die hunderttausend Pilger nach Einsiedeln gewallfahrt sein! Als ein der „Geburtsstätte“ nahe stehendes ehemaliges Pilgerhaus darf das heutige Anwesen „Zum Sternen“ gewürdigt werden, vis-à-vis der mit dem Namen „Chüelwisli“ benannten Flur, innerhalb welcher man Grundmauern des 1712 abgetragenen mutmaßlichen Geburtshauses von Theophrast von Hohenheim vermutet.

Herbergen mit Stern-Emblem sind ähnlich wie Gaststätten zu Ehren der Heiligen Drei Könige und dergleichen (z.B. die Wirtshausnamen zum „Engel“, zum „Kreuz“ usw.) repräsentativ für Unterkünfte gut situierter Pilger. In diesen Gaststätten war für die Übernachtung in der Regel ein Entgelt zu entrichten. In der Hoffnung auf die Werke der christlichen Barmherzigkeit erbettelten sich weniger bemittelte Pilger bei den Anwohnern der traditionellen Wege eine Gratisunterkunft. „Pilger beherbergen“ hieß nach Paracelsus: „der ein haus hat, beherbergt den, der keins hat.“ So nachzulesen im *Liber de honestis utrisque divitiis,* herausgegeben von Urs Leo Gantenbein.[2] Dank den Stichworten „Pilger“ und „Pilgerschaft“ im reichhaltigen Index zum Lesetext sind Zitate dieser Sorte heute leichter auszumachen als noch vor einigen Jahren.

Einsiedler Bezüge eines trotzigen Leibeigenen

Theophrast von Hohenheim weist sich in der *Großen Wundarznei*[3] über konkrete geographische Kenntnisse der Gotthardroute aus, worauf ich in meinem Jugendbuch *St. Gotthard und der Schmied*

2 Paracelsus, *Theologische Werke,* hg. Urs Leo Gantenbein. Berlin – New York: de Gruyter, 2008. Bd. I: Vita beata – Vom glückseligen Leben, 203.

3 Theophrast von Hohenheim gen. Paracelsus, *Sämtliche Werke*, hg. Karl Sudhoff. 1. Abt: Medizinische, naturwissenschaftliche und philosophische Schriften, Bd. X. München: Oldenbourg, 1928, 1–349. (Im folgenden: Sudhoff).

von Göschenen hinweise.[4] Die einschlägigen Belege nehme ich als Indiz dafür, dass Paracelsus auch nach der Übersiedlung der Familie Hohenheim nach Villach (spätestens 1502) seine engere Heimat und die dort lebenden Verwandten mütterlicherseits aufgesucht haben dürfte. *De jure* war er wie diese zeitlebens ein Untertan des Abtes. Die eigenwillige und eigenständige Existenz des mutmaßlichen Doktors Theophrastus beweist, dass eine solche Leibeigenschaft damals zwar eine Einbuße an gesellschaftlichem Prestige, aber bei weitem nicht in jedem Fall menschenunwürdige persönliche Unterdrückung bedeuten musste. Hohenheims Humanistenmotto „Alterius non sit qui suus esse potest – Es gehöre keinem anderen, der in sich selber bestehen kann" – bleibt nichtsdestotrotz eine lebenslange Absage an den Status des Leibeigenen. Trotzdem durfte am 8. Dezember 1541 Hohenheims mutmaßlicher Vetter Peter Grätzer, genannt Wesener, im Auftrag des Abtes und vielleicht auch der Verwandtschaft den *Todfall,* also die Einsiedeln zustehenden Erbstücke, abholen. Es handelte sich dabei um einen silbernen Kelch mit (zwei) Löwenköpfen. Die Löwenköpfe können – wie das autobiographische Bekenntnis des Paracelsus zum Tannzapfenland in der sechsten Kärntner *Defension* – als Hinweis auf *sal turgovium* gedeutet werden, also die Thurgauer Heimaterde, wovon in den Basler Vorlesungen nicht ohne Stolz die Rede ist.[5] Für den geographisch interessierten Einsiedler Mönch Albrecht von Bonstetten begann der Thurgau bekanntlich nördlich der Rigi. Zum Thurgau (als Landschaftsbezeichnung) gehörten etwa das Ägerital und das Etzelgebiet, während zum Beispiel Zug und Luzern der ehemaligen Landgrafschaft Aargau zugezählt wurden. Darüber habe ich mich in den Büchern *Ich Bruder Klaus von Flüe* und *Landschaft der Pilger* ausgelassen.[6]

Unbeschadet der reformatorischen Polemik gegen das Klosterleben, welche man im theologischen wie auch im medizinisch-

---

4 Erscheint im SJW-Verlag, Zürich 2011.

5 Sudhoff IV, 74.

6 Ich Bruder Klaus von Flüe. Zürich: Ammann, 22000; Landschaft der Pilger, Luzern: Comenius, 2005.

naturwissenschaftlichen Schrifttum leicht auffinden kann, stand Einsiedelns Namensgeber, der heilige Meinrad, bei Paracelsus in höchstem Ansehen. Nicht weil Meinrad Mönch gewesen wäre oder gar Abt (was Paracelsus dem heiligen Gallus fälschlicherweise unterstellt), sondern weil er – als Pilger und Einsiedler – die reiche Benediktinerabtei Reichenau verlassen hat beziehungsweise aus ihr geflüchtet sein soll.

Sankt Meinrad und die „Xeniteia" in den Theologischen Schriften

In dem von Urs Leo Gantenbein edierten ersten Band der *Theologischen Werke* finden wir interessante Aufschlüsse über die Heiligkeit von Meinrad, und zwar im *Liber de summo et aeterno bono,* worin von *Menardus* die Rede ist, und im *Liber de felici liberalitate.*[7] Als *exempel* der Heiligkeit wird nicht das Martyrium in den Vordergrund gestellt, sondern die Distanznahme von der Lebenswelt der damals blühenden Abtei Reichenau. Dieses Weggehen interpretiert Paracelsus als Distanzierung. Meinrad werde zu den Heiligen gezählt,

> die uns offentlich exempel bewiesen hont [...]. Als der [St. Meinrad] ist von den us der Reichenouw geflohen, hätt er bei ihnen guts gesehen, er wär bei ihnen blieben. [...] Er aber schied sich freundlich von ihnen und dienet gott. Nit allein der, sunder auch Onofredus und ander, die die irrigen und falschen christen wohl haben erkennt [...], darum verliessen sie die im namen gottes und zohent us ihrem gewalt in die welt und wildnus [...]. Selig und mehr denn selig ist der mann, dem gott die gnade gibt der armut [...][8]

Man beachte die Formulierung: „Er schied sich freundlich von ihnen." Wie der ägyptische Wüstenvater Onuphrios (320–400) zog Meinrad zunächst, wie ein Pilger, in die Welt hinaus, zuletzt blieb er wie ein Einsiedler in der Wildnis. Gegen diesen Vorgang der Selbstverfremdung, in der Tradition der Einsiedler und Pilger *Xe-*

7 *Theologische Werke* I, 158 und 179.
8 Theologische Werke I,158.

niteia genannt, hatte Paracelsus im Gegensatz zu seiner sonstigen Kritik an zu Ritualen erstarrten geistlichen Traditionen nichts einzuwenden. Im Gegenteil, es entspricht seinem eigenen, am Einsiedler Paracelsus-Denkmal eingravierten Bekenntnis: „ein pilgrim bin ich gewest meine zeit/ alein und fremd und anders". Die wohl eindrücklichste Anspielung auf Meinrad finden wir im *Liber de felici liberalitate*: Hier ist von einem Pilger „mit leerem Geist, der unbeschwert gehen kann" (Erkl. Gantenbein) die Rede, „ein leerer [d.i. leer Seiender], pilger, der weder mörder noch dieb förcht und sein freien mut behalt."[9] Der hier nicht namentlich genannte Pilger verkörpert alles, was der von Mördern erschlagene Einsiedler Meinrad und der rastlose Landfahrer Paracelsus, wenige hundert Meter unterhalb der Meinradskapelle am Etzel geboren, mit ihrem Leben bezeugt haben.

Wie der heilige Meinrad (der, nachdem er die Reichenau verlassen hatte, in Benken zunächst Lehrer einer Mönchsschule war) entschied sich Paracelsus, spätestens nach seinem Scheitern als Hochschulprofessor, zu einer Lebensform selbst gewählter Einsamkeit. Und wie die großen Scholastiker Thomas von Aquin, Albert der Große (den er wiederholt zitierte) und Nikolaus von Cues deutete er die Existenz eines geistigen Menschen als Pilgerschaft. Dabei unterscheidet er im Buch *Von den Mächtigen und Hochmütigen* eine „pilgerschaft unter den bösen" im Gegensatz zu denjenigen Pilgern, die sich „zu den frommen halten".[10] Diesen allein kommt der Segen des Kreuzes zugute, wie es im *Liber honestis utrisque divitiis* heißt:

> Folg du dem kreuz nach, das du trägst und tragen sollt [...], dann das kreuz ist dein gottsgab, dein arbeit, dein hand und dein reichtum, die ehrbar ist und ziemlich und göttlich vor den augen gottes täglich.[11]

> Dann das kreuz, das do segnet vor dem teufel, segnet allein, die do wandlen im weg des herrn.[12]

---

9 Theologische Werke I,184.
10 Theologische Werke I, 294.
11 Theologische Werke I, 210.

Das Bekenntnis des Pilgers zum Kreuz offenbart, unbeschadet der radikalen Kritik am Klerus, den „katholischen“ Kern beim Laientheologen Paracelsus.

Fremdling und Pilger

Der Pilger, *pilgrim* oder *peregrinus* ist nach dem Wörterbuch der Brüder Grimm in der ersten Wortbedeutung „der fremdling, der ausländer“, in der zweiten Bedeutung

> ein waller in die ferne oder fremde, im geistlich-biblischen sinne auf der lebensreise, der auf der wanderung nach der ewigen heimat befindliche mensch.[13]

Dieser „biblische Sinn“ wird durch den Psalm 39, Vers 13 unterstrichen: „Ich bin nur ein Gast bei dir und ein Fremdling wie alle meine Väter.“ Im zweiten Korintherbrief spricht der Apostel Paulus von einer „Wanderung, ferne vom Herrn“ (2. Kor 5,6).

Die von Erwin Jaeckle 1942 arrangierte Inschrift am Paracelsus-Denkmal von Alfons Magg: „ein pilgrim bin ich gewest meine zeit alein und fremd und anders“, steht für ein ethisches und zugleich mystisches Verständnis des Pilgers, aber auch für die spannungsvolle Wechselbeziehung von Hohenheim und Einsiedeln. Die hochpoetische Formel wurde von der am 14. April des Vorjahres verstorbenen Schweizer Dichterin Erika Burkart (1922–2010) in ihrem Gedichtband *Schweigeminute* (1988) unter dem Stichwort *Alte Dinge* aufgegriffen. Die poetische Rede lautet:

> sonnenlos grelles
> Februarlicht,
> das den Frühling meint
> und den Herbst entblößt
> „[…] allein und fremd und anders
> […] und einem Bitterrest Hoffnung

---

12 Ebda. 211.

13 Grimm, *Deutsches Wörterbuch*, s.v. „pilger“, Bd. 13, 1848f. (s. oben).

auf etwas, das sich verlor
in den Falten der Jahre"[14]

Die bei der Dichterin angesprochene, bei ihr aber von Resignation durchtränkte Hoffnungsperspektive findet sich in dem von Urs Leo Gantenbein wieder zugänglich gemachten Vita-Beata-Schrifttum in der utopischen Hoffnung auf den ewigen Sommer, „alle milde, die niemands mag aussprechen."[15] Es ist

> das werk des sommers, welcher der erde alle ihre krankheit hingwegnimmt und gibt ir die gesundheit, so dass sie blühet, dass sie frucht tregt, dass sie voller blumen stehet.[16]

Die „irdische Pilgerschaft" in der Tradition der Bettelorden

Die Zeit des *seligen lebens* muss in der Tradition der christlichen Aristoteliker, beim Dominikaner Albertus Magnus (1200–1285) und besonders aus der Perspektive des Franziskaners Giovanni di Fidanza, genannt Bonaventura (1221–1274), in doppelter Perspektive gesehen werden. Im streng orthodoxen Verständnis meint das „selige Leben" die Zeit der Erlösung bei und in Gott, die Zeit in einem postmortalen Jenseits. Bei den Franziskanern ist es mit einem sinnerfüllten, auf Vervollkommnung und Vollendung hin konzipierten irdischen Dasein verbunden. In der franziskanisch-mystischen Tradition bedeutet die irdische Pilgerschaft einen im Diesseits zu markierenden Weg, was in der chinesischen Mystik in der Überlieferung des legendären Laozi als *Dao* oder *Tao* verstanden wird. Die theologischen Schriften des Paracelsus sollten nach der Paracelsus-Forscherin Katharina Biegger nicht auf den Dualismus der Gegenüberstellung von Diesseits und Jenseits reduziert werden.

---

14 Erika Burkart, *Schweigeminute*, Zürich: Artemis, 1988, 83.
15 Theologische Werke I, 181.
16 Sudhoff VII, 254.

> Seine Schriften zeichnen sich im Gegenteil durch unerschütterliche Zuneigung zu Natur und Leben aus. [...] Die Erforschung des Reiches der Natur und ihrer Geheimnisse gehört mit zum göttlichen Auftrag des Menschen, und in der Erfüllung dieser Aufgabe nähert er sich Gott an.[17]

Für die Verbindungslinie des Diesseitigen mit dem Jenseitigen steht dem Dominikaner Thomas von Aquin, erst recht den mystischen Autoren wie Bonaventura, Johannes Tauler, Meister Eckhart und Nikolaus von Cues der Begriff der Pilgerschaft zur Verfügung. Bonaventura verfasste im 13. Jahrhundert ein für die Geschichte der abendländischen Mystik hochbedeutendes *Pilgerbuch des Geistes zu Gott.* Darin wird die Erkenntnis als mehrtägiger Weg durch die Wüste charakterisiert. Am Anfang des Weges steht die *Abenderkenntnis,* es folgt die *Morgenerkenntnis.* Der Weg gipfelt, wie später bei Nietzsches *Zarathustra,* in der *Mittagserkenntnis,* vergleichbar mit der Metapher des *Sommers* im *Liber Prologi in vitam beatam.* Die Neuausgabe des *Vita-Beata*-Schrifttums im ersten Band der *Theologischen Werke* hat uns diesen Text unter einigen Perspektiven neu erschlossen.

Für Bonaventura gibt es eine „dreifache Daseinsweise der Dinge, nämlich in der Materie, im Geiste und in der ewigen Kunst des Schöpfers.“[18] Der Weg zur Erkenntnis wird als eine Pilgerfahrt durch die sechs Tage der Schöpfung begriffen. Die gnadenhafte Erleuchtung durch das Licht Gottes bleibt dem siebenten Tag vorbehalten. Für Thomas von Aquin ist der Status des Erdenpilgers gleichbedeutend mit den Erkenntnisphasen des unsicheren *Meinens* und des vergleichsweise gesicherten, aber keineswegs transparenten *Glaubens.* Immerhin gelangt die menschliche Vernunft, zum Beispiel auf dem Gebiet der Logik und der phänomenologisch evidenten Prinzipien des Seins, schon in diesem Leben zu gesicherter Erkenntnis. Dies macht aus der Sicht einer aufgeklärten Scholastik die Würde und die Eigenständigkeit der Philosophie aus. Theoretisch war der Rang der Philosophie meist

17 K. Biegger, Paracelsus, *Vom glückseligen Leben*, 1993, 34.

18 Vgl. Karl Vorländer, *Philosophie des Mittelalters*, Bd. 2 (1902), Reinbek bei Hamburg: Rowohlt, 1964.

unbestritten. In der Praxis verkam sie aber weitgehend zur *ancilla theologiae,* Magd der Theologie.

Für Nikolaus von Cues ist Wissen auf dieser Welt nur eine sokratische *Docta ignorantia,* gelehrte Unwissenheit. Der Pilgerstatus des Philosophen wird bei Albertus Magnus und Thomas optimistisch gesehen, als ein Weg zu fortschreitender Erkenntnis. Muss beim *Meinen* jederzeit mit einem Irrtum gerechnet werden, bleibt der Formalgegenstand sowohl des Glaubens als auch des Wissens die Wahrheit. Nur verläuft der Weg zur Wahrheit beim wissenschaftlichen Vorgehen methodisch anders als beim Akt des Glaubens. Thomas schließt, im Sinne der Spiegelmetapher des ersten Korintherbriefes (1. Kor 13) eine Einheit von Wissen und Glauben nicht aus, doch sind gemäß seiner Abhandlung *Über die Beschaffenheit der heiligen Wissenschaft* sogar beim Rechtgläubigen Irrtümer in Glaubenssachen möglich. So irrten sich die Gerechten, insofern sie noch bis ins Jahr 30 nach Christi Geburt im guten Glauben waren, die Geburt des Messias stehe erst bevor. *Christus,* also der Messias, lebte aber nach neutestamentlicher Auffassung damals schon unter uns, nur hatte er sich der Öffentlichkeit noch nicht gezeigt. Für Thomas ein Beispiel für die Irrtumsanfälligkeit wohlmeinender, keineswegs verstockter Vorstellungen gläubiger Menschen. Die Wahrheitsorientierung des Glaubens beruht nach Thomas in der Evidenz eines unverbrüchlichen Gottvertrauens bzw. in der Überzeugung, dass Gott, selbst wenn ich ihn nicht erkenne, unbedingt glaubwürdig sei. In der *via negativa,* also der Gewissheit, dass wir von Gott hauptsächlich wissen, was Gott nicht ist, steht Thomas von Aquin dem zwei Jahrhunderte später wirkenden Nikolaus von Cues erstaunlich nahe, doch hat diese Art skeptischer Theologie sich in der Praxis der katholischen Kirche nicht durchsetzen können. Dass der Pilger auf dem Weg zu Gott sich als Unwissenden begreift, war zwar immer anerkannt; dass er aber der Leitung durch die Kirche bedürfe, die sich keineswegs für unwissend, ja sogar für „unfehlbar" hält, war für eine praktisch durchgesetzte geistliche Ordnung und Herrschaft letztlich wichtiger.

In der Tradition von Platon und Aristoteles ist für Bonaventura, Thomas von Aquin und Albertus Magnus unser wissenschaftliches Wissen über die sichtbaren Dinge weitestgehend der Ungewissheit der Meinung (doxa) unterworfen. Der Weg der Erkenntnis führt nach dem erkenntnistheoretisch fruchtbaren Pauluswort wie durch einen Spiegel (1. Kor 13) über das Meinen und Glauben zuletzt zum gesicherten Wissen der Evidenz. Wissenschaftlich bedeutet dies Einblick und Durchblick in das von der Vernunft Erkannte, religiös ist von einem erleuchteten Schauen die Rede. Geglaubt werden sollte nach Thomas nur, was eine durch die Tugenden der Klugheit und der Demut geleitete Vernunft als glaubwürdig einschätzen kann. Gegenstände des Glaubens sollten wenigstens theoretisch weder evidentermaßen falsch noch in sich widersprüchlich sein. „Was aber den Glauben anbelangt", schreibt Thomas im 8. Artikel über die heilige Theologie,

> so ist das Geglaubte wohl auch mit zuverlässiger Gewissheit ausgestattet, jedoch ist das Gewusste geschaut, das Geglaubte hingegen nicht geschaut.[19]

Stubengelehrte und „Bleiapostel" sind keine Pilger

Trotz seiner permanenten Kritik an der scholastischen Tradition war Paracelsus derselben stärker verpflichtet, als er in seinen Schriften zuzugeben geneigt ist. Scholastisch und zugleich neuplatonisch ist die Paracelsische Unterscheidung zwischen dem Licht der Natur einerseits und dem Licht eines (vom Glauben erleuchteten) Geistes andererseits. Mögen auch Pioniere der Scholastik wie Albertus Magnus und Thomas von Aquin ihren Weg durchaus als *status peregrinationis* verstanden haben, so beschimpft Paracelsus die Scholastiker und Humanisten seiner Zeit als Stubengelehrte. Mit Nachdruck sprach er ihnen das wahre *peregriniren* ab. Er sah in diesen Gelehrten Peripatetiker, die zwar im Hörsaal und im Kreuzgang herumwandeln, aber nicht wie Meinrad die Mauerkirche verlassen und zur Pilgerschaft in die Wildnis der Welt auf-

19 Vorländer, Bd. 2, 170ff.

brechen. Ein Negativbeispiel für einen Medizin-Scholastiker war für Paracelsus etwa der Pariser Professor Jacobus de Partibus, Jacques Desparts (1380–1458), der während insgesamt vierzig Semestern einen immergleichen Kommentar zu Avicenna wiederholt haben soll. Ein Beispiel für einen Gefangenen im Labyrinth der Ärzte!

> Sie peregriniren hin und wider und doch nit für das tor hinaus; macht mer schwindel auch zorniger dan in die weit gen finstern sternen.[20]

Der Hinweis auf die „finstern Sterne" meint Santiago de Compostela mit dem Cap Finisterre, das weit entlegene Pilgerziel. Das Buch der *arzneiischen religion* ist ein Buch des Landfahrers, der, unterwegs mit Sack, und Pack, „peregrinisch und mit lantstreichung" die Blätter in den Büchern umzukehren versteht. „Sol ich nun nicht peregriniren, sonder auf meinem nest sizen als ir?", stellt Paracelsus im *Spitalbuch* von 1528/29 eine rhetorische Frage.[21] Im Buch *Von den Tartarischen Krankheiten* lesen wir:

> Jetzt habt ir die liberei der arzneiischen religion erfaren, durchlesen und ergründet, das aus dem rechten buch gezogen ist und probirt und examinirt. darum will ein arzt ein theoricus sein, so muss er perambulanisch hantlen, peregrinisch und mit lantstreichung die bleter in büchern umbkeren, nicht der muter in der schoss braten feigen an eim spisslein essen, wie dan bisher die scribenten nicht weiter erfaren haben dan so weit, [...] das in der stuben ist erfarnus und in der stuben wird alein erfaren, was die fantasei gibt als on den rechten aprobirten und warhaften grunt.[22]

Im den kurz nach der Basler Zeit geschriebenen neun Büchern *Von Chemy und Heilung der franzosen* fordert der Autor die Konkurrenz auf, es nicht mit dem Besuch der Messe in Frankfurt bewenden zu lassen. Ganz Europa sei zu durchqueren, von Moskau bis Santiago de Compostela. Die Ausrede „das kenne ich nicht, das ist nicht im Gebrauch, davon habe ich nichts gehört" will Paracelsus nicht gelten lassen:

---

20 Sudhoff, XI, 166.
21 Sudhoff, VII, 396.
22 Sudhoff, VI, 27f.

> und was weiter kompt, so kennet ir weder geiss noch böck. farent einmal gen Franfort an die mess und besehet den stul bei den Moscowitern und was S. Jacob beim finstern sternen tu, so vergehet euch euer sprichwort: ego nescio, non est in usu, ego nunquam audivi neque legi. und wan ir das alle erfarent, so mögen ir sagen, ich bin ein arzet.[23]

Leidenschaftlich wird das Pilgermotiv auf Schloss Berazhausen im Labertal, in der Selbstverteidigung des Viersäulenbuches *Paragranum* (1530) aufgegriffen. Selbstironisch frägt Paracelsus in der zornigsten je von ihm verfassten Schrift: „Wie gefelt euch der peregrinus? wie gefelt euch der waldesel von Einsidlen?“[24]

Nach Robert-Henri Blasers nach wie vor unentbehrlichen Basler Studien[25] ist diese Ausdrucksweise als Reaktion auf die Basler Beschimpfungen im Pasquill von Ende 1527 zu verstehen, worin der nie als Ordinarius anerkannte Stadtarzt als (Einsiedler) „Rabe mit gestohlenen Federn“ beschimpft wurde. Man warf ihm seine Herkunft aus dem Finstern Wald vor, machte sich über seine zigeunernde, unstete Lebensweise lustig und beschimpfte ihn zu guter Letzt, gewiss zu Unrecht, als Plagiator. In Basel war „Peregrinus“ offensichtlich ein Schimpfwort. Gegen den Vorwurf des Plagiierens wird sich Paracelsus im *Paragranum* dann mit der verstiegenen Behauptung zur Wehr setzen, er habe über Jahre keine Bücher mehr gelesen.

Wie später in den Kärntner *Defensionen* dreht Paracelsus in Berazhausen die Beschimpfungen in ihr Gegenteil um. Vieles, was man ihm vorwirft, zum Beispiel den *peregrinus* und den „Waldesel von einsidlen“, stilisiert er trotzig in einen Ehrentitel um. „Peregrinieren“ bedeutet also, nicht auf der Sesshaftigkeit des Stadtarztes oder des „Bleiapostels“[26] zu beharren. Zur Existenzform des Peregrinus gehört es, nirgends *bleiblich* zu sein.

---

23 Sudhoff, VI, 350
24 Sudhoff, VIII, 65.
25 Paracelsus in Basel, Muttenz 1979.
26 Theologische Werke I, 273.

Dem *peregrinus* kommt es zu, *alein* zu sein, *fremd* und *anders.* Diese Eigenschaften waren schon für den bei Paracelsus mehrfach erwähnten Klaus von Flüe kennzeichnend, generell für die spätmittelalterlichen Gottesfreunde. Pilgerschaft hieß bei dieser spirituellen Bewegung: ein Fremder werden vor sich selber und vor anderen, sich ins *elend,* also ins „Ausland" zu begeben. Der Begriff des Elends kommt bei Paracelsus in einer denkwürdigen und viel zitierten Formulierung des Vita-Beata-Schrifttums zur Anwendung:

> Die zeit der geometrie ist zum end gangen, die zeit der artisterei ist zum end gangen, die zeit der philosophie ist zum end gangen, der schnee meines elends ist zum end gangen. Der im wachsen ist, ist us. Die zeit des sumers ist hie. Von wannen es kommt, das weiß ich nit, wohin es kommt, das weiß ich nit, es ist da.[27]

Unterwegs zum Werk der großen Verwandlung

Die Stelle weist Paracelsus als *peregrinus* wie auch als eschatologisch orientierten Humanisten aus. Ein Denker also, dem es um die letzten Dinge zu tun ist. Im herkömmlichen Sinne der katholischen Dogmatik versteht man unter den Vier Letzten Dingen *Himmel und Hölle, Tod und Gericht.* Die franziskanische Vision der letzten Dinge im Geist von Wilhelm von Occam und Bonaventura erträumt über diese Schreckensvisionen hinaus die Vollendung der Schöpfung. In jeder Lesart aber ist und bleibt der Peregrinus ein Fremder auf dieser Welt.

Aus mystischer Tradition steht dafür die bereits genannte *xeniteia,* gemeint ist die Praxis der Selbstverelendung, zur Verfügung. Als frühchristliche Symbolfigur dafür gilt, nebst den Wüstenvätern, der heilige Alexius. Der vornehme Römerknabe verließ sein Vaterhaus. Nach seiner Heimkehr wurde er nicht wieder erkannt, weshalb er seine Bettstatt unter der Treppe, bei den Sklaven, einrichtete. Auf Alexius beruft sich Hohenheim, wenn er in *De secretis secretorum*

27 Theologische Werke I, 157.

theologiae bekennt: „Hab es müeßen gedulden als einer, der undter der stiegen hat müeßen liegen."[28] Gemäß der Tradition der mystischen Altväter seit Antonius dem Einsiedler steht die Xeniteia für den Wunsch, vor sich selber und vor der Welt ein Fremder zu werden. Dies bedeutet, im Sinn der vierten Kärntner Defension *Von wegen meines landfarens* nicht hinter dem Ofen sitzen zu bleiben. Statt Rebhühner zu verzehren, soll man den Künsten nachziehen und nach alpiner Tradition sich bloß von Milchsuppe, in die hartes Brot hineingetunkt wird, ernähren.

Die heiligen Orte sind nicht das Pilgerziel des Paracelsus. Über die Jakobspilger macht er sich, auch als Kritiker von Zeremonien und Traditionen, mehrmals lustig. „Das corpus ist das buch, da sollen die arzet hingehen."[29] Die Pilgerexistenz gilt somit als Ausweg aus dem „labyrinthus medicorum errantium", dem Irrgang der Ärzte. Dem großen Werk der metallischen, der medizinischen und zuletzt der spirituellen Alchemie ist das Dasein des wissenschaftlich interessierten Erdenpilgers gewidmet. Der eschatologisch orientierte Alchemist ist unterwegs zum Werk der großen Verwandlung, von welchem er zuletzt selber als ein Verwandelter ergriffen wird.

Für diese und andere Zusammenhänge bringt der von Kurt Goldammer 1986 herausgegebene dritte Band der Zweiten Abteilung der *Sämtlichen Werke* Hohenheims interessante, die Sudhoffsche Ausgabe um wichtige Aussagen ergänzende Quellentexte. Zusammen mit den bei De Gruyter 2008 in Berlin erschienenen Vita-Beata-Schriften nähern wir uns allmählich einer repräsentativen Textpräsentation der theologischen Schriften. Für das Profil des *Peregrinus* wie auch des eschatologischen Humanisten Theophrastus von Hohenheim sind diese Ausgaben, nicht zu vergessen Goldammers Band 2 mit den „Ethischen, sozialen und politischen Schriften über Ehe, Taufe, Buße und Beichte" sowie die Psalmen Davids eine hoffentlich fruchtbringende Grundlage für eine wei-

---

28 Paracelsus, *Theologische und Religionsphilosophische Schriften,* hg. Kurt Goldammer, Bd. 3. Wiesbaden: Steiner, 1986, 169.

29 Sudhoff, XI, 177.

terführende Rezeption. Mit Hölderlins Ode *An die deutschen Dichter* sei die Frage aufgeworfen: „Leben die Bücher bald?" Wo sind zum Beispiel die Theologen und Philosophen der Gegenwart, welche dieses Gedankengut nicht bloß rein historisch-rezeptiv aufgreifen, sondern die paracelsischen Ansätze für die heutige Zeit kritisch weiterdenken?

Nova Acta Paracelsica, N.F. 24&25 (2010/11), Seiten 185–197

Buchbesprechungen

Bruder GEROLD ZENONI OSB

Roberto Bolaño, Exil im Niemandsland – Fragmente einer Autobiographie, übers. Kirsten Brandt und Heinrich von Berenberg. Berlin 2010, 160 S., CHF 34.90.

Borges, Bolaño und Paracelsus

Bei diesem Buch muss man als Rezensent aufpassen, nicht zu sehr ins Schwärmen zu geraten, denn die Gefahr einer enthusiastischen Lobeshymne auf den chilenischen Schriftsteller Roberto Bolaño ist nicht von der Hand zu weisen. So sehr betören die Bücher des 1953 geborenen und leider bereits 2003 in Barcelona verstorbenen hochkarätigen Schriftstellers den passionierten Literaturliebhaber. Der posthum veröffentlichte Roman „2666“[1] mit seiner verstörenden Irrationalität ist jedenfalls eines jener Bücher, das man nicht mehr in der eigenen Bibliothek missen möchte. Roberto Bolaño ist vielleicht der radikalste und kompromissloseste Schriftsteller Südamerikas. Und einer der lesbarsten. Er bringt die bare Essenz, das pure literarische Destillat. Bereits im 1998 erschienenen Roman „Die wilden Detektive“[2] entwickelt er das Konzept des aus autobiographischen Versatzstücken genährten Losschreibens ohne Rücksicht auf Verlust. Er reüssiert damit großartig und erweist sich Satz für Satz als Prophet jener Literatur, nach der sich der Bücherliebhaber sehnt. Mit jeder Zeile Bolaño bedauert man allerdings den frühen Tod des Meisters mehr. Bezüge zur Schweiz sind bei Roberto Bolaño nicht selten. Im 1091 Seiten umfassenden Roman „2666“ stößt man bereits auf Seite 16 auf den Schweizer Schriftsteller und Pfarrer Jeremias Gotthelf,

---

1 Übers. Heinrich von Berenberg. München: Carl Hanser, 2009, ISBN 978-3-446-23396-6.

2 Übers. Christian Hansen. München u. Wien: Hanser, 2002; dtv 22009, ISBN 978-3-423-13182-7.

dem der fiktive Autor Benno von Archimboldi mit „Bitzius“ einen Roman gewidmet haben soll. Zürich, Basel, Lausanne und Montreux kommen vor. Dürrenmatt und Paracelsus! Im Roman „2666“ erfährt Theophrastus Bombastus von Hohenheim, „besser bekannt unter dem Namen Paracelsus“, eine Erwähnung zusammen mit Grimmelshausen und Gryphius. Ein ganzes Kapitel über Paracelsus findet sich im Band „Exil im Niemandsland – Fragmente einer Autobiographie“ von Roberto Bolaño unter dem Titel „Borges und Paracelsus“. Der Band umfasst Artikel, Reden, Essays, Reisebilder, Glossen und ein Interview mit dem „Playboy“ vom 9. Juli 2003. Drei Tage nach dem Interview starb Bolaño. Die versammelten Texte offenbaren einen großen Humanisten, dem das Fabulieren stete Passion war. Als einer, der die Theorie von Literatur als Exil – wie der Titel angibt – nicht anerkennt, ist er hier der große Künder vom Glück der Literatur. Und wenn er auch voraussagt, dass er den Literaturnobelpreis nie erhalten werde, darf man doch die Behauptung wagen, dass er bei einer längeren Lebensdauer zu einem ernsthaften Kandidaten für diese höchste literarische Auszeichnung avanciert wäre.

Der argentinische Schriftsteller Jorge Luis Borges (1899–1986) ist eine Art omnipräsentes Leitbild in Bolaños Werk. Dieser wird im Buch „Exil im Niemandsland“ zum Nacherzähler von Borges Text „Die Rose des Paracelsus“. Der in Einsiedeln geborene Paracelsus erhält Besuch von einem Fremden, der sein Schüler werden will. Zuerst soll der Meister eine Probe seines Könnens ablegen. Paracelsus wird angehalten, eine Rose zu verbrennen und danach wieder auferstehen zu lassen. Es ist eine historische Erzählung mit phantastischem Touch. Und einem unerwarteten Schluss. Man kann Roberto Bolaño als Magier der Literatur bezeichnen, und vor diesem Hintergrund erscheint seine Beschäftigung mit dem Alchimisten aus dem Finsteren Wald nicht abwegig. Jedenfalls dürfen die Stellen mit Paracelsus bei Bolaño als hochkarätige literarische Erwähnungen des Theophrastus Bombastus von Hohenheim gewertet werden.

Jetzt habe ich doch tüchtig geschwärmt: hoffentlich zum Wohle vieler neuer, begeisterter Bolaño-Leserinnen und -Leser, denn wer je in einem literarischen Text zu schwelgen verstand, wird bei Bolaño garantiert auf seine Kosten kommen!

Michael Baumann

Maximilian Bergengruen: Nachfolge Christi – Nachahmung der Natur. Himmlische und natürliche Magie bei Paracelsus, im Paracelsismus und in der Barockliteratur (Scheffler, Zesen, Grimmelshausen). Hamburg: Meiner Verlag 2007. (Paradeigmata 26.)

Es ist eine typische kulturwissenschaftliche Arbeit, mit welcher sich der Verfasser 2005 in Basel habilitierte: Eine literaturhistorische Untersuchung über die Rolle der himmlischen und natürlichen Magie, ausgehend von Paracelsus, ausgreifend bis weit in den Barock und die Literatur mit Wissenschaft verbindend.

Und ja, der Rezensent gesteht es vorweg ein, er resignierte schon recht bald: Sehr viel wird da miteinander verglichen, in Bezug und Beziehung gesetzt, aufeinander hin gedeutet und querverwiesen, und letztendlich stehen die schon anfangs skizzierten „ausgefransten Grenzen“ leicht verändert gezogen nach wie vor da.

Man ist versucht, die Frage „cui bono?“ sehr kritisch zu stellen und nach erfolgter Materialschlacht sowie ausgebreiteten Quellen den Erkenntnisgewinn zu suchen. Damit würde man der Arbeit wohl nicht gerecht; aber sie provoziert diese Fragen gleichsam selbst durch ihren weit gespannten Anspruch: „In dieser Arbeit gehe ich der Frage nach, welchen Stellenwert Himmlische und Natürliche Magie in Wissenschaft und Literatur der Frühen Neuzeit einnehmen.“ Diesem an Material wie kulturellem Umfang kaum überbietbaren Anspruch folgt eine methodische Einschränkung, indem der Verfasser einen „von Paracelsus gestifteten Diskurs“ annimmt, in welchem die dem Paracelsismus zugerechneten Autoren dann entlang der „topischen Verfasstheit der in ihm (diesem Diskurs, Rez.) geführten Reden“ nachgezeichnet wird. Dieser Diskurs ist durch sog. Mastertopoi bestimmt, die der Vf. „souveräne Teilhabe“ (des Menschen an einer metaphysischen Erkenntnis, Rez.) sowie „Beschleunigung“ (der Zeitdauer bis zum jüngsten Tag mittels Wissenschaft, Rez.) nennt.

Nun ist dieser Ansatz an und für sich beachtenswert, weil der Vf. tatsächlich aus literaturwissenschaftlicher Sicht Autoren neu beleuchtet, die bislang in erster Linie entweder hinsichtlich ihrer heterodox-religiösen Konstruktionen rein religions-, philosophie- und theologiehistorisches Interesse gefunden haben, oder aber als (proto)naturwissenschaftlich gelesen wurden (dann aber eben mit einer „alchemotheologischen“ Betonung). Die Idee, dass weniger bestimmte Wahrheits- und Wirklichkeitskonstruktionen, denn immaterielle Diskurse im Vordergrund stehen, ist tatsächlich ein kulturwissenschaftlicher Neuansatz.

Bergengruen arbeitet hier einerseits auf der Basis der von Willhelm Schmidt-Biggemann eigens betonten und ausgeführten Begrifflichkeit (*Topica universalis*, 1983), andererseits führt er den Begriff des ‚Topos‘ als diskursiven weiter und führt ihn in eine wissenschaftshistorische Ebene eines neuplatonisch verstandenen Aristotelismus, resp. dessen Kritik ein. So kann der Vf. zeigen, dass sich der Diskurs-Charakter bereits *in nuce* in Paracelsus’ eigenen Schriften findet. Das entstehende nachparacelsistische Schrifttum entwickelt für die Frühneuzeit eine geradezu konstitutive Form des Diskurses, wobei die Besonderheit weniger in den eigentlichen Themata denn in erster Linie in einer prinzipiellen und grundsätzlichen Diskursivität liegt: Alles wird mit allem verglichen, Wahres und Behauptetes, Offenbares und Okkultes, Erkennbares und Imaginiertes. Theologische Weltdeutung, frühmoderne Wissenschaftlichkeit, philosophische Erkenntnis geraten in einen Strudel gegenseitiger Abhängigkeiten, Möglichkeiten wie kontextlogischer Systemata.

Der Vf. kann zeigen, wie prinzipiell nahe barockes Denken und Imaginieren auch der Neuzeit ist und wie attraktiv gerade auch über die bestehenden Wissenschaftsgrenzen hinweg unvoreingenommene Lektüre sein kann. Dass die einzelnen herausgegriffenen Topoi dann jeweils ihrer eigenen Sachlogik nur beschränkt diskutiert werden können, leuchtet ein. Gerne hätte man über die (auch imaginierte) Diskussion des Freien Willens zwischen Paracelsus und Luther mehr und Tieferes erfahren, was aber nicht Ziel der Arbeit ist. Es ist das aber auch das eingangs schon angesprochene Problem der Arbeit: Jenseits der unbestrittenen und geradezu erschlagenden Belesenheit des Autors wirken die als Belege für die Diskurstheorie dienenden Stellen und Diskussionen wie ein übervoller Obstladen, der einem ob all der paradiesischen Früchte die Orientierung raubt.

Und trotz sorgfältiger und am Leser ausgerichteter Übersetzung aller fremdsprachlichen Zitate gleicht das Buch eher einem Kompendium oder Lexikon denn einer Studie. Das tut dem Inhalt keinen Abbruch, verlangt aber von den Lesenden einiges.

URS LEO GANTENBEIN

KARL MÖSENEDER, PARACELSUS UND DIE BILDER. ÜBER GLAUBEN, MAGIE UND ASTROLOGIE IM REFORMATIONSZEITALTER. TÜBINGEN: MAX NIEMEYER VERLAG, 2009 (FRÜHE NEUZEIT, BD. 140).

Als Kunsthistoriker befasst sich der Autor mit dem Bildbegriff des Paracelsus und trifft dabei ein wesentliches Element dessen magisch orientierten Weltbildes, das so von dieser Seite noch nie beleuchtet wurde. Jede Art von Magie orientiert sich an einem Analogiedenken, das mittels konzentrierter Imagination ein Wunschbild zur Manifestation bringen will. Einleitend wird das zeitliche Spannungsfeld dargestellt als Bogen, der sich von der hermetischen Bilderwelt der Renaissance, exemplifiziert durch Albrecht Dürer, bis zur Bilderfeindlichkeit der Reformation spannt. Ausführlich zeigt der Autor Hohenheims Stellung zur reformatorischen Bilderfrage auf, und zwar anhand der *Septem* punctis idolatriae christianae, des Liber de imaginibus idolatriae und des Psalmenkommentars.

Vor diesem Hintergrund erhalten bei Paracelsus auch die Interpretation prophetischer und prognostischer Bilder sowie Himmelserscheinungen eine wesentliche Bedeutung. Das Zentralthema des Buches stellt der bisher wenig beachtete *Liber de imaginibus* des Paracelsus dar, der im Anhang auch als Volltext abgedruckt und in einem längeren Abschnitt besprochen wird. Mittels Kraft und Tugend versehene Bilder werden hier zu Grundelementen der „kunst magica“. Es besteht für Paracelsus jedoch die Gefahr, dass diese als Götzen missbraucht und damit Bilder das Ziel von Wallfahrten werden. Immanent besitzen Bilder das Potential zur „magischen prophezei“ und die Kraft des Glaubens baut auf ihnen auf. Wie bei Paracelsus bekannt, erweitert er gerne einen Begriff des gewohnten Sprachgebrauchs um weitere, oft sehr verallgemeinernde Bedeutungen. Im *Liber de imaginibus* vollzieht er dieses sprachliche Mittel am Begriff der Chiromantik, die hier ausgehend von der blossen Handlesekunst sozusagen zu einer allgemeinen Semantik mutiert, einer Kunst, die von äußeren Zeichen die innere Bedeutung der entsprechenden Gegenstände abliest. Der Band schließt mit einer Betrachtung der magischen Bilderwelt der *Astronomia magna,* eines der Hauptwerke des Paracelsus, das die Magie zu einer universalen Wissenschaft der Welt- und Naturerklärung erhebt. Es fehlt hingegen eine Besprechung der *Bücher von den unsichtbaren Krankheiten,* die zur Thematik des Buches durchaus gepasst hätte, erörtert Paracelsus darin doch die Rolle von Glaube und Imagination bei der Entstehung von Krankheiten. Erwähnenswert sind die Illustration des Dargestellten mit über hundert Abbildungen sowie ein ausführliches Literaturverzeichnis. Als Gegenpol zu einer Paracelsusforschung, die sich vorwiegend an Wirkung und Rezeption orientiert, sind textbasierte Studien zum Verständnis des Gesamtwerks unbedingt wünschenswert, besonders wenn sie so fundiert wie die vorliegende sind. Außerdem wirkt es erfrischend, wenn der Hohenheimer einmal aus anderer als der meist üblichen, nämlich aus kunsthistorischer Sicht dargestellt wird.

PIA HOLENSTEIN

Paracelsus – Theophrast Bombast von Hohenheim: Über das Wort Sursum corda – Erhebet die Herzen! Hg. Louise Gnädinger. Wald: DreiPunktVerlag, 2007. (Biofacetten, hg. Gabriella Meier, Heft 11.1.)

Vorab das Augenfälligste: Ein schmales Bändchen von äußerster Eleganz, durchaus eine Zimelie in jeder Hinsicht. Die typographische Gestaltung, die Illustrationen, der gesamte Ansatz zeigen die große Liebe, welche die Planung und Herstellung ermöglichte. Die Herausgeberin der Schriftenreihe, Gabriella Meyer, zeigt denn auch in ihrem Vorwort, dass sie die Autorin Louise Gnädinger nach Kräften unterstützt, ja vielleicht zur Fertigstellung gedrängt hat und feiert Gnädingers 75. Geburtstag mit einer schön gestalteten Kurzbiografie und einer bibliografischen Auswahl aus ihren Forschungen. Louise Gnädinger ist den Leserinnen und Lesern der *Nova Acta Paracelsica* keine Unbekannte, hat sie doch die Bände durch Aufsätze (zu Hildegard von Bingen, „Anima peregrina" in *NAP,* NF. 15, 2001; zum bekannten ‚Paracelsus'-Flugblatt um 1700 in NAP 6, 1991/92) und Buchbesprechungen bereichert.

Das Büchlein bietet den genauen Wortlaut des paracelsischen Textes „Sursum corda" nach der Handschrift Codex Pal. Germ. 26 der Heidelberger Universitätsbibliothek, dort auf den Blättern 18r–29r um etwa 1560–70 notiert. Synoptisch gegenübergestellt eine behutsame Übertragung ins Neuhochdeutsche. Am Rand die Verweise auf Bibelstellen, rot gedruckt. Die Abbildungen: Am Anfang je ein Foto der Handschrift und des ersten Druckes der Schrift von 1619 bei Lucas Jennis, Frankfurt. Dem Text folgen vier Zeichnungen der von Paracelsus erwähnten Pflanzen. Die Ausgabe, die keine kritische, d.h. nicht alle vorhandenen Handschriften und Drucke ausreichend beschreibende sein will, wird von einem knappen, genauen, hellsichtigen Kommentar als Nachwort vervollständigt. – (Kleine Zwischenbemerkung: Warum müssen Texteditionen auch diesen hohen Perfektionsanspruch haben, vor welchem so viele nützliche und sorgfältige Ausgaben kapitulieren?)

Zum Text möchte ich einen guten Freund, den im Februar 2010 verstorbenen Guido Schmidlin, zu Wort kommen lassen, der die Ausgabe, wie er in einem Brief schreibt, noch am Tag des Erhalts förmlich in sich aufgesaugt habe:

> Ich bin sehr dankbar für die Übersetzung, die eine flüssige Lektüre gestattet. Ich habe den Gedankengang auf Anhieb verstehen können: „Sursum corda“ bedeutet nicht „hinauf die Herzen“ [wie die Liturgie es meint] sondern: „von oben“, nämlich das Herz Gottes als unser Herz in Gott. Adam – Christus – Geist: das ist das Zeitalter-Schema von Joachim von Fiore, aber von Paracelsus eben erlebt – er entwirft den Menschen des dritten Zeitalters aus seiner Erfahrung als Arzt. Einprägsam seine Sprache – Zeitkritiker und Prophet –, wo gibt es etwas Vergleichbares? Nicht der böse Unterton und von vornherein festgelegte Horizont wie bei den Reformatoren. Alles so frei in die Zukunft gesprochen. Großartig die Verwendung des Gleichnisses von Weizen und Unkraut.

Der Text ist eine Art Predigt, in welcher sehr konzentriert die paracelsischen Leitthemen auftauchen. Mit der Rede vom Unkraut, das nur für Schweinefutter taugt, Raden, Wicken und Klapfen – und daneben dem „Brot“ führt er einen engen Motivkomplex vor und zeigt damit ein oft unterschätztes rhetorisches Talent.

Die Besprechung kann nicht den Inhalt wiedergeben, sondern möchte hinweisen auf dieses bedeutende kleine Werk und die hervorragende Präsentation, zum Lesen zu animieren und vielleicht auch den jungen Verlag zur Fortsetzung seiner erlesenen Reihe zu ermuntern. Nochmals Guido Schmidlin zum Schluss: „Der Text […] ist hinreißend, wunderbare Bilder für weitgespannte Gedanken. Ich bin begierig auf die Fortsetzung der Publikationsreihe.“ Wir warten gespannt auf weitere Bändchen. Ihr schmaler Rücken imponiert kaum im Büchergestell, sondern der Druck ziert das Werk, und es wird erst entdeckt, wenn man es in der Hand hält. Schwarz, hoch, schmal, ca. ½cm, ca. 100gr.

Paracelsus – Philosophie der Großen und der Kleinen Welt. Aus der „Astronomia Magna. Übertragung und Einführung von Gunhild Pörksen mit einem Reprint der Ausgabe Basel 1591. Basel: Schwabe, 2008.

Gunhild Pörksen hat meiner Meinung nach das beste Verständnis für Hohenheims Denken, wie es sich in seinen Schriften ausdrückt. Und sie macht es uns sorgfältig, Schritt für Schritt in immer neuen Bänden zugänglich. Die Auswahl der jeweiligen Texte kann man nicht begründen von außerhalb, man muss zuerst ihre Einleitungen lesen.

Gerade hier ist es zunächst seltsam, dass von der – oft erwähnten, kaum je gelesenen – Astronomia Magna „nur" Vorreden und drei Kapitel des ersten Buches vorgelegt werden. War es zu viel, hat sich die Übersetzerin den Rest auf später bereitgelegt, ist dies der erste Band einer Reihe? Das fragt man sich, wenn man den Inhalt nicht kennt. In der Einleitung wird rasch klar, dass diese Entscheidung die einzig richtige war. Pörksen legt dar, dass eben diese Vorrede und drei Kapitel die notwendige Grundlage zum noch viel schwerer verständlichen übrigen Text bildet, jedoch auch das Denksystem öffnet zum Verständnis zahlreicher anderer Arbeiten des Paracelsus. So sagt sie, die allgemein philosophischen Äußerungen in der Schrift über die Pfäferser Quelle – welche Pörksen 1993 übertragen und herausgegeben hat – seien so verknappt und verdichtet nicht verständlich ohne die hier klarer ausgebreiteten Ausführungen. Auch die Rezensentin hier gibt unumwunden zu, dass sie bei früheren Arbeiten von der vorliegenden Darstellung Pörksens profitiert hätte.

Der Hauptteil besteht aus synoptischer Huser-Ausgabe links und einer betörend leicht lesbaren Übertragung. Nur die wichtigsten Begriffe sind mit einer Fußnote am Schluss erklärt, und zwar nicht wie im Wörterbuch, sondern mit aus sehr viel Lektüre resultierendem Verständnis für das paracelsische Denken.

Durch ein Versehen beim Druck fehlt auf meinem Exemplar der wichtige Name „Paracelsus“, nur der Titel des Werks und die Angaben zur Übertragung sind da. Das ist mir eben recht. Denn viel zu bescheiden nennt sich die Verfasserin der Einführung, der Übertragung, des ganzen Apparates mit Werkchronolgie und biografischen Angaben und Literaturverzeichnis, stets Dienerin am Werk. Nein, sie sollte sich deutlicher als Vermittlerin und Erklärerin der uns sonst verschlossenen Gedankengänge nennen. Ein schönes, edles Buch, wie die Defensiones aus dem Basler Schwabe-Verlag, dem wir hiermit auch danken für seinen Einsatz.

Albrecht Classen, Hg., Paracelsus im Kontext der Wissenschaften seiner Zeit. Kultur- und Mentalitätsgeschichtliche Annäherungen. Berlin u. New York: De Gruyter, 2010. (Theophrastus Paracelsus Studien 2.)

Der zweite Band der von der Theophrastus-Stiftung herausgegebenen Studien legt eine Reihe moderner, grundsätzlicher Untersuchungen zu Paracelsus vor. Ein ganz geradliniges Konzept, das sei vorausgeschickt, ist nicht auszumachen, doch das war offensichtlich eine besondere Schwierigkeit, mit welcher sich der Herausgeber Classen bei der Übernahme der Aufgabe konfrontiert sah: Die Vorträge waren schon gehalten, die Publikation anders geplant. Und so kann man sagen, dass er sich mit Bravour seiner Aufgabe entledigt hat.

Wir finden hier allerlei Interessantes, wohlklingende Namen und spannende Titel. Eine ausführliche Darstellung der einzelnen Aufsätze findet sich in der Einleitung Classens zum Band dortselbst, weshalb hier darauf verzichtet wird. Nur einige Streiflichter.

Peter Dinzelbacher, uns bestens bekannt aus seinen bahnbrechenden Mittelalter-Forschungen, befasst sich mit Hohenheims „Liber de nymphis“. Dabei vermag er aus seinem Forschungsfeld wesentliche Ergänzungen, Bereicherungen hinzuzufügen, so etwa mittelalterliche

Belege zu Vorstellungen über die Unmengen von Geistern, welche die Luft bevölkern. Er untersucht die sachliche Eigenständigkeit und die Neologismen bei Paracelsus. Er zeigt dabei u.a., wie peinlich genau Paracelsus unterscheidet zwischen den „Nymphes", die er mit „Schrättli" gleichsetzt, einer groben Spezies, und „Nympha", den (weiblichen) Wasserwesen. Dabei zieht Dinzelbacher nicht den nahe liegenden Schluss, dass hier offensichtlich Vorlagen im Spiel sind. Entweder sind es Schreib- oder Druckfehler einer Vorlage, oder Paracelsus hat verschiedene Texte verwendet. Anders kann man sich nicht erklären, wieso er so ähnliche Namen für unterschiedliche Typen verwendet. Gleichzeitig muss man Dinzelbacher dankbar sein, dass er mit seiner Genauigkeit solche Beobachtungen ermöglicht.

Albrecht Classen untersucht in „Astrologie, Fortuna und Schicksalsglaube" das paracelsische Denksystem anhand dessen Äußerungen im *De vera influentia rerum.* Er definiert Hohenheim im Rahmen der historischen und philosophischen Bedingungen der Renaissance, nimmt ihn jedoch, wie mir scheint, manchmal zu wörtlich, vertraut allgemein dahergesagten Wendungen im literalen Sinne. Erfreulich ist, dass er in bekannten „Volksbüchern" wie dem Fortunatus oder Dr. Faustus einen Hintergrund zu paracelsischen Textstellen findet.

Urs Leo Gantenbein gibt mit „Paracelsus als Theologe" der etwas abgegriffenen Bezeichnung vom „Laientheologen" mit großer Sachkenntnis ihre historische Bedeutung zurück. Tatsächlich sollte man Hohenheim neben Schwenckfeld, Sebastian Franck und ja, auch dem jungen Luther als Reformator sehen, von seinem Denken, seinem Bemühen her, auch wenn er ganz offensichtlich unter seinen Zeitgenossen weniger Nachhall fand und weniger glücklich agierte. Gantenbein, der gegenwärtig die Edition der Theologica im Zürcher Paracelsus Projekt vorantreibt, kann da aus dem Vollen schöpfen und ist gegenwärtig wohl der beste Kenner dieser Materie. Und so könnte man nun weiter erzählen: Neben bekannten Paracelsusforschern finden sich auch erfreulich viele Autoren, die nicht speziell mit Arbeiten zu Paracelsus bekannt geworden sind und so auf ihrem Hintergrund ausgewählte Texte neu und manchmal recht unbekümmert betrachten.

Wolfgang Beutin zu den Sozialpolitischen Schriften – man erinnert sich, dass Sudhoff, Peuckert, Goldammer diesen Begriff verwendeten – entdeckt den „brüderlichen“ Hohenheim. Matthias Vollmer zeigt Beziehungen zwischen alchemistischen Zeichen und der bildhaften Sprache in paracelsischen Texten. Werner Heinz stellt die „gelehrte Medizin“ in der Übergangszeit zwischen Mittelalter und Humanismus dar und sucht darin Paracelsus zu verorten. Pirmin Meier äußert sich kurz zu den Auswirkungen des Aufenthaltes in St. Gallen, Johannes Grabmayer zur Volksmedizin unter dem Titel: „Heilige, Heiler und Hexen“. Peter Mario Kreuter untersucht die spezielle paracelsische Ausdrucksweise auf Gemeinsamkeiten mit Exponenten seiner Zeit hin und nennt sie „Mischsprache temporibus Theophrasti et Lutheri“. Heinz Schott verortet Paracelsus in der gegenwärtigen medizinischen Diskussion und benennt Vereinnahmungen auf diverse Haltungen. Andreas Brenner schließt mit „Leib, Leben, Bioethik“ ab. Die Abfolge der Themen, die unterschiedlichen Profile der Autoren (obwohl sich keine einzige Frau darunter findet…) machen diesen Band zu einer spannenden, abwechslungsreichen Lektüre. Wir freuen uns auf weitere Gaben dieser Studienreihe.

Anschriften der Autorinnen und Autoren dieses Bandes

Pfr. Michael Baumann, MTh UZH, Kirchstrasse 6, CH–8458 Dorf (ZH)

Prof. Dr. Lucien Braun, Palais universitaire 9, place de l'Université, F–67000 Strasbourg

Dr. med., dipl. math. ETH Urs Leo Gantenbein, Medizinhistorisches Institut der Universität, Hirschengraben 82, CH–8001 Zürich; P: Ackeretstrasse 16, CH–8400 Winterthur

Dr. phil. Pia Holenstein Weidmann, Bergrain 11, CH–8910 Affoltern a. A.

Pater Gregor Jäggi, Dr. theol. OSB, Kloster, CH–8840 Einsiedeln

Didier Kahn, chargé de recherche au CNRS 7, rue du Clos des Abbesses, F–91330 YERRES–CNRS, CELLF 17e–18e, Paris

Dr. phil. Pirmin Meier, Postfach, CH–6215 Beromünster

Prof. Dr. Georgios Papadopoulos, Klissouras 9, GR–15452 Psychiko/Athen; e-mail: gpapad@med.uoa.gr

Prof. Dr. Joachim Telle, In der Aue 17, D–69118 Heidelberg; e-mail: joachim.telle@t-online.de

Prof. Dr. Andrew Weeks, Professor of German, Department of Languages, Literatures, and Cultures; Campus Box 430, Illinois State University, Normal, Illinois 61791-4300, USA; e-mail: caweeks@ilstu.edu

Bruder Gerold Zenoni OSB, Kloster, CH–8840 Einsiedeln

Die Tätigkeit der Schweizerischen Paracelsus-Gesellschaft (SPG)

erstreckt sich vor allem auf das Bestreben, mit unvoreingenommenem Blick alle Seiten des universalen Denkens ihres Patrons einer kritischen Prüfung zu unterziehen, um so das lebendige Paracelsus-Bild zu gewinnen, das unserer Zeit entspricht. Die SPG beschäftigt sich also weder mit bloß historisch-antiquarischen Untersuchungen, noch will sie sich sektiererisch auf irgendeine Paracelsus-Dogmatik festlegen.

Initiant, Gründer und erster Präsident der SPG war von 1942–1953 der bedeutende Kunsthistoriker Prof. Dr. Linus Birchler; ihm folgten von 1953–1963 der Zürcher Philosoph und Psychologe Prof. Dr. Donald Brinkmann sowie von 1963–1973 der Apotheker und Pharmaziehistoriker Dr. Friedrich Dobler in Dietikon.

Im Jahre 1973 übernahm der in Neuenburg wirkende Germanist und Literaturhistoriker Prof. Dr. Robert-Henri Blaser die präsidialen Aufgaben. Nach seinem unerwarteten Tod am 23. Juli 1986 fand sich Dr. phil. habil. *Willem F. Daems,* Apotheker, Medizin- und Pharmaziehistoriker, bereit, den Vorsitz der Gesellschaft zunächst bis Ende 1989 auszuüben. Von 1989 bis Oktober 2000 erfüllte Prof. Dr. phil., Dr. theol. h. c. *Alois M. Haas* am Deutschen Seminar der Universität Zürich das Präsidentenamt mit seiner beeindruckenden Persönlichkeit. Von 2000–2006 führten Dr. med. et dipl. math. *Urs Leo Gantenbein* und Dr. phil. *Pia Holenstein Weidmann* die Gesellschaft im Co-Präsidium. Seit November 2006 stehen Prof. Dr. theol. *Markus Ries* und weiterhin Dr. *Pia Holenstein* gemeinsam im Amt.

Der Vorstand

Präsidentin und	Dr. phil. Pia Holenstein Weidmann
Präsident (Co-Präsidium)	Prof. Dr. theol. Markus Ries, Luzern
Aktuar	Dr. Claudio Affolter, Zürich
Quästor	Anton Brunner, Hitzkirch
	Dr. med., dipl. math. ETH Urs Leo Gantenbein
	Dr. phil. Pirmin Meier, Beromünster /Rickenbach
	Gunhild Pörksen, Freiburg i.Br.
	Bruder Gerold Zenoni OSB, Einsiedeln
Organisation	Josiane Aepli, Deutsches Seminar, Schönberggasse 9, 8001 Zürich

Korrespondenzadresse

Schweizerische Paracelsus-Gesellschaft: http://www.paracelsus-gesellschaft.ch

Prof. Dr. theol. Markus Ries, Universität Luzern, Theologische Fakultät, Pfistergasse 20, CH-6003 Luzern

Dr. phil. Pia Holenstein Weidmann, Bergrain 11, CH-8910 Affoltern am Albis

Der Jahresbeitrag der SPG beträgt zurzeit:
Einzelmitglieder CHF 50.-/€ 35; Paare (1 NAP) CHF 80.-/€ 60;
Kollektivmitglieder CHF 150.-/€ 100/ Studierende CHF 25.-/€ 15.

FSC
www.fsc.org
MIX
Papier | Fördert gute Waldnutzung
FSC® C083411

Kolibri 360 GmbH
Ferdinand-Jühlke-Straße 7
99095 Erfurt, Deutschland
produktsicherheit@kolibri360.de